Bachmann / Kofler-Bettschart

Säure-Basen-Therapie:
So hilft sie mir bei Bluthochdruck

Dr. med. Robert M. Bachmann
Dr. Birgit Kofler-Bettschart

Säure-Basen-Therapie:

So hilft sie mir bei Bluthochdruck

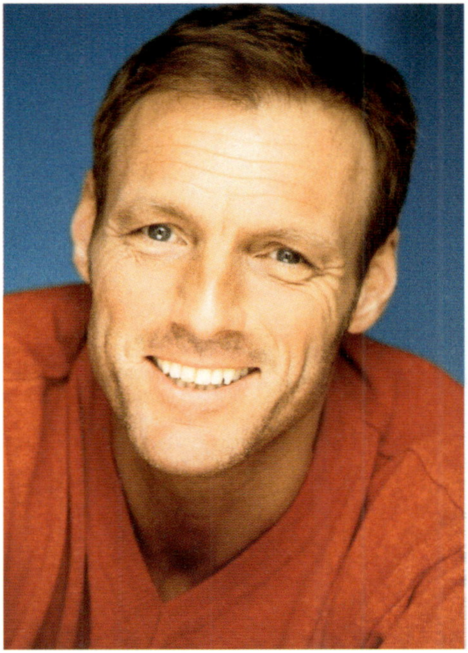

Die optimale Ernährung im Alltag – die besten Rezepte zum Ausprobieren

TRIAS

Bibliografische Information
der Deutschen Bibliothek
Die Deutsche Bibliothek verzeichnet diese Publikation in der Deutschen Nationalbibliografie; detaillierte bibliografische Daten sind im Internet über http://dnb.ddb.de abrufbar

Umschlaggestaltung und Layout:
Cyclus · Visuelle Kommunikation,
Stuttgart,
unter Verwendung eines Photos von
ZEFA (vorn) und Mauritius (hinten)

Programmplanung: Sibylle Duelli
Lektorat: Con:text, Thomas Kopal

Bildnachweis: S. 43, 46, 47, 48, 50, 51, 52 S. Norbert Reismann, S. 43, 45, 88, 91, 93, 95, 96, 98, 107, 108, 109, 11, 114, 116, 122 Fridhelm Volk; MEV, Augsburg; creativ coll.; photoDisc, Inc. Seattle; Corel Stock Library

Oswald-Hesse-Str. 50
70469 Stuttgart
Printed in Germany

Satz: Cyclus · Media Produktion,
Stuttgart
Druck: Westermann Druck Zwickau
GmbH

Gedruckt auf chlorfrei
gebleichtem Papier

ISBN 3-8304-3130-9

Wichtiger Hinweis:
Wie jede Wissenschaft ist die Medizin ständigen Entwicklungen unterworfen, Forschung und klinische Erfahrung erweitern unsere Erkenntnisse, insbesondere was Behandlung und medikamentöse Therapie anbelangt. Soweit in diesem Werk eine Dosierung oder eine Applikation erwähnt wird, darf der Leser zwar darauf vertrauen, dass Autoren, Herausgeber und Verlag große Sorgfalt darauf verwandt haben, dass diese Angabe dem **Wissensstand bei Fertigstellung des Werkes** entspricht.
Für Angaben, Dosierungsanweisungen und Applikationsformen kann vom Verlag jedoch keine Gewähr übernommen werden. **Jeder Benutzer ist angehalten,** durch sorgfältige Prüfung der Beipackzettel der verwendeten Präparate und unter Umständen nach Konsultation eines Spezialisten festzustellen, ob die dort gegebene Empfehlung für Dosierungen oder die Beachtung von Kontraindikationen gegenüber der Angabe in diesem Buch abweicht. Eine solche Prüfung ist besonders wichtig bei selten verwendeten Präparaten oder solchen, die neu auf den Markt gebracht worden sind. **Jede Dosierung oder Anwendung erfolgt auf eigene Gefahr des Benutzers.** Autoren und Verlag appellieren an jeden Benutzer, ihm etwa auffallende Ungenauigkeiten dem Verlag mitzuteilen.

INHALT

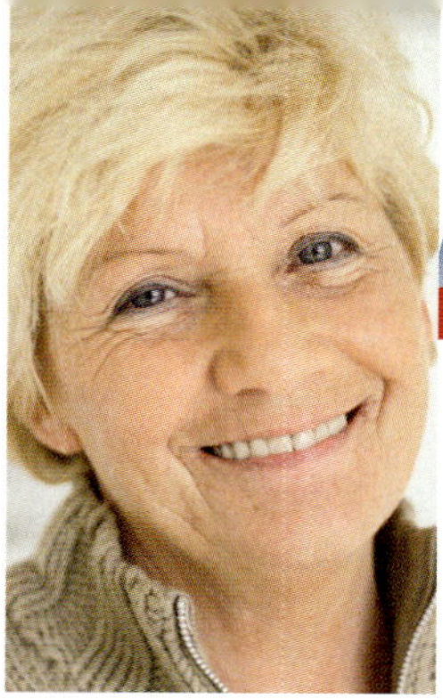

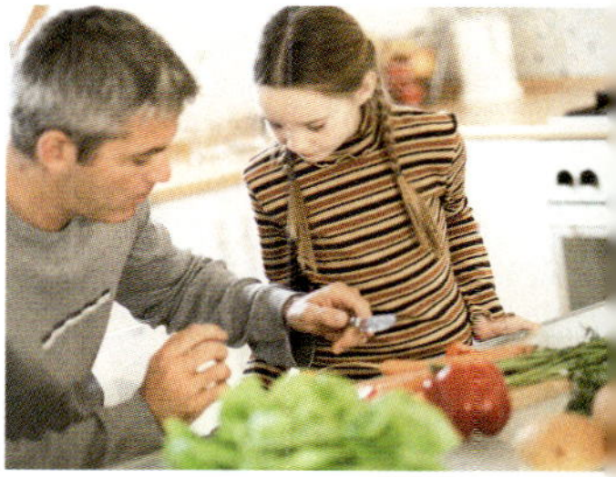

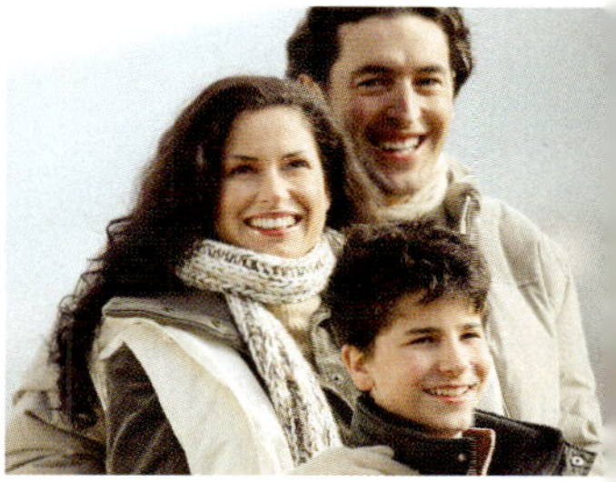

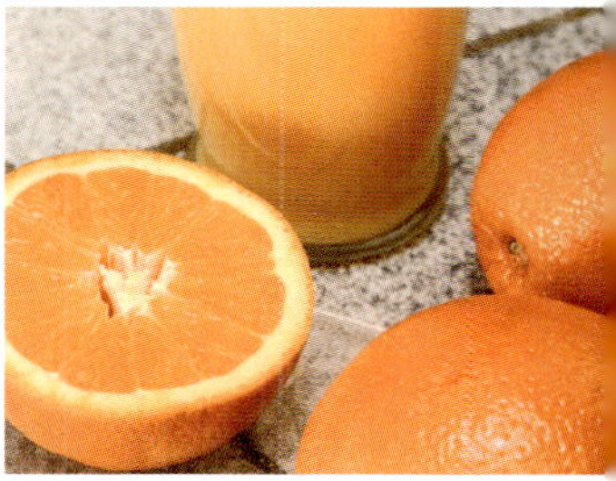

INHALT

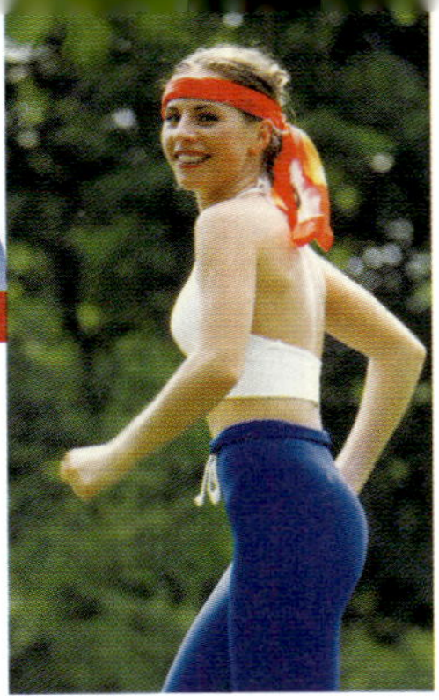

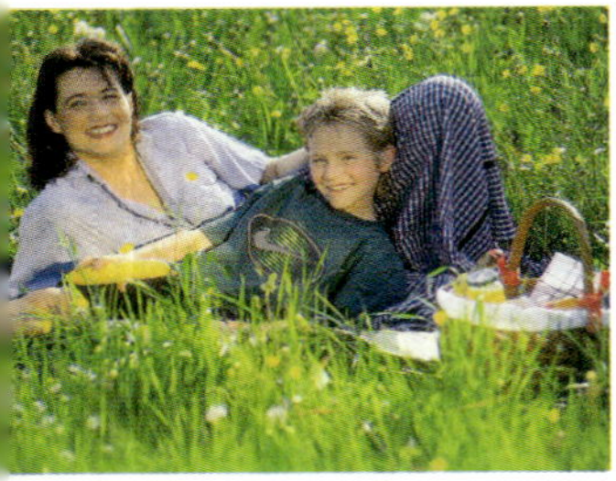

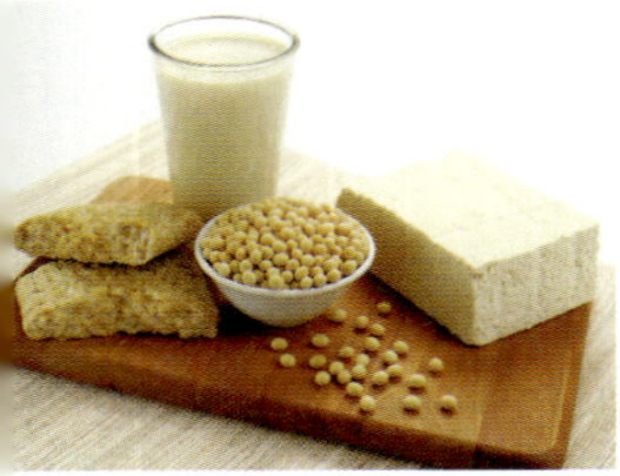

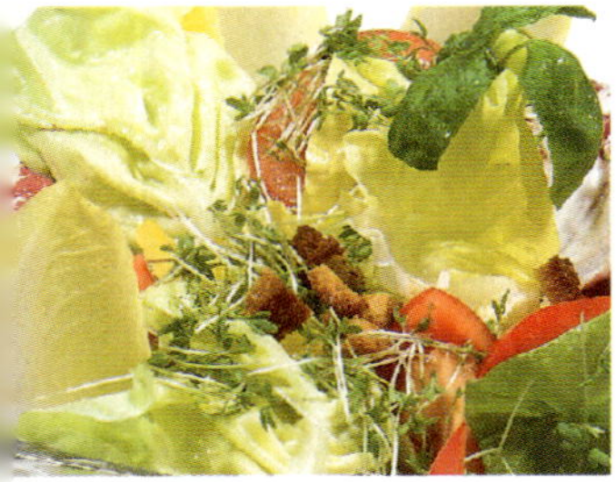

Zu diesem Buch

Zahlreiche chronische Beschwerden lassen sich durch eine ausgewogene Ernährung nach dem Prinzip der Säure-Basen-Balance deutlich bessern. Das Wissen über diese Zusammenhänge – vor einigen Jahren noch kleinen Zirkeln von „Eingeweihten" vorbehalten– gewinnt zunehmend an Bekanntheit.

Immer mehr Menschen haben inzwischen während einer Kur oder in der Therapie bei naturheilkundlich orientierten Ärztinnen und Ärzten die Erfahrung gemacht, dass ihre Beschwerden durch die praktische Umsetzung des Konzepts der Säure-Basen-Balance deutlich besser werden oder sogar ganz verschwinden. Entscheidend dabei ist es, das Konzept und die Ernährungsrichtlinien der Säure-Basen-Balance in den ganz normalen Alltag integrieren zu können: Durch einfach nachzukochende Rezepte für jeden Tag, die das Leben nach der Säure-Basen-Balance attraktiver machen als bloße Nahrungsmitteltabellen; aber auch durch Tipps für das Adaptieren eigener Rezepte und die Verpflegung unterwegs, im Restaurant oder der Kantine.

Hier werden Sie fündig: Wenn Sie auf der Suche nach einer wirksamen Unterstützung Ihrer derzeitigen Therapie sind und auch dann, wenn Sie Ihren erhöhten Blutdruck schon mithilfe der Säure-Basen-Balance erfolgreich behandeln und nun Tipps und attraktive Rezepte für die tägliche Ernährung suchen.

Diesen Bedürfnissen soll dieses Buch gerecht werden. Es geht auf die Zusammenhänge zwischen Übersäuerung und Blutdruck und auf das Konzept des ausgewogenen Säure-Basen-Haushaltes ein – speziell bei Bluthochdruck. Das Buch gibt hilfreiche Tipps für die Ernährungsumstellung und liefert praktische Hinweise und schmackhafte, leicht nachzukochende Rezepte für eine dauerhafte Ernährung nach der Säure-Basen-Balance.

Viel Spaß beim Lesen und Umsetzen wünschen Ihnen

Dr. med. Robert M. Bachmann
Dr. Birgit Kofler-Bettschart

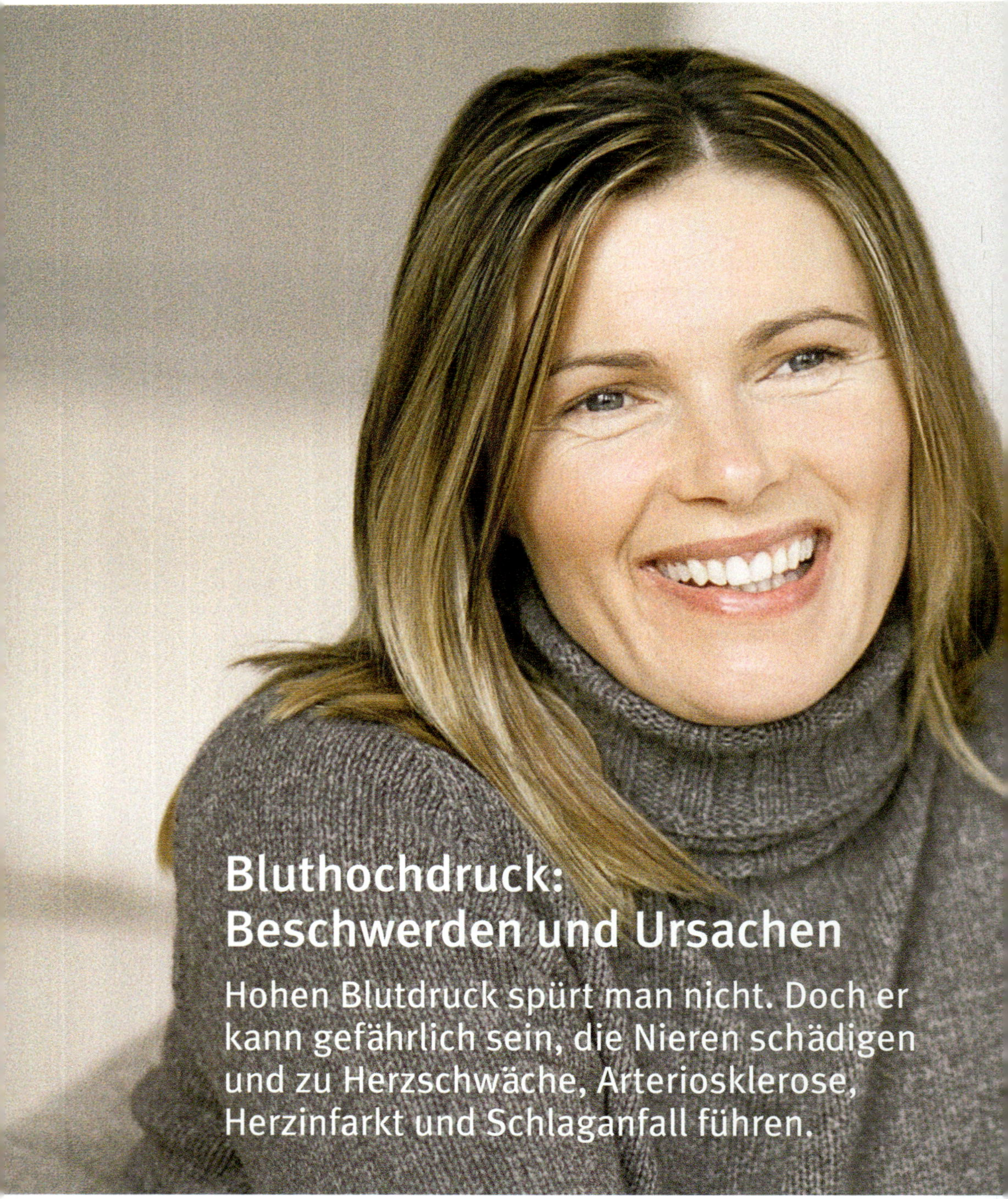

Bluthochdruck: Beschwerden und Ursachen

Hohen Blutdruck spürt man nicht. Doch er kann gefährlich sein, die Nieren schädigen und zu Herzschwäche, Arteriosklerose, Herzinfarkt und Schlaganfall führen.

URSACHEN

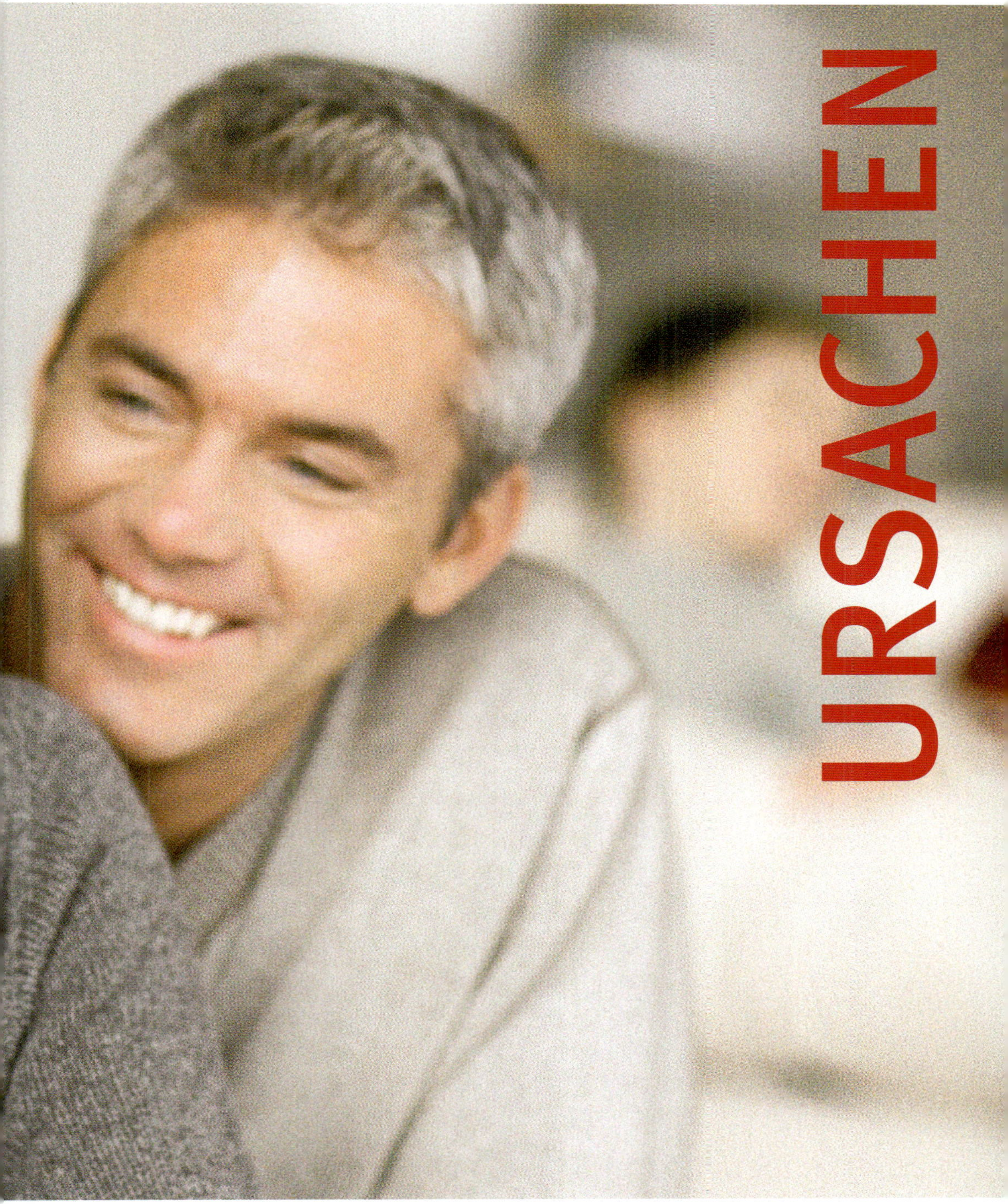

WICHTIG

Nicht nur falsche Ernährung, mangelnde Bewegung und Stress wirken sich negativ auf den Blutdruck aus, sondern auch die Säure-Basen-Balance hat einen wichtigen Einfluss. Denn sind wir zu lange übersäuert, dann wirkt sich das auf viele Körperfunktionen negativ aus, ein bereits erhöhter Blutdruck reagiert mit weiteren und verstärkten Funktionsstörungen. Doch nicht nur bereits bestehende Beschwerden werden durch ein ungünstiges Säure-Basen-Gleichgewicht verstärkt. Eine ständige Belastung durch Übersäuerung steht darüber hinaus in einem vielfältigen Wechselspiel mit einem erhöhten Blutdruck.

Ein zu hoher Blutdruck: Was ist das?

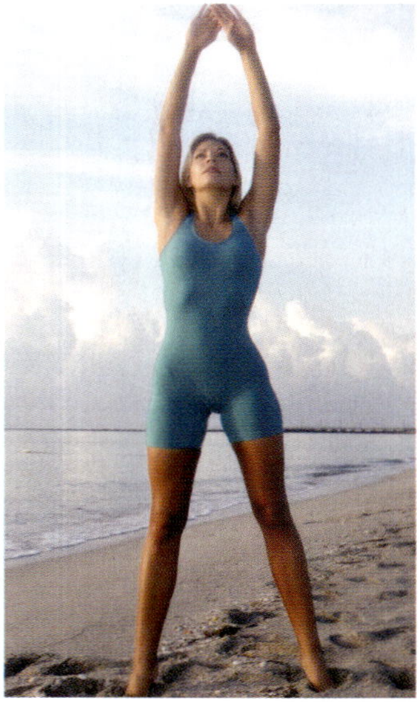

Man nennt ihn auch den stillen Killer, obwohl niemand unmittelbar an Bluthochdruck stirbt. Aber für die verbreiteten Todesursachen Schlaganfall, Herzinfarkt oder Herzversagen ist der hohe Blutdruck zumindest mit verantwortlich. Und an diesen Erkrankungen sterben in Europa jede Minute zwei Menschen. Am meisten belastet Bluthochdruck die Arterien des Gehirns, des Herzens und der Nieren. Besonders gefährlich ist Bluthochdruck in Kombination mit Übergewicht, Fettstoffwechselstörungen, Diabetes und Rauchen. Ein überhöhter Bluthochdruck ist heimtückisch, weil er oft lange Zeit völlig unbemerkt bleibt. In den westlichen Industrieländern gilt Bluthochdruck heute als eine Volkskrankheit, von der etwa jeder vierte Erwachsene betroffen ist.

Die zunehmende Verbreitung von Bluthochdruck hat viele Gründe. Einer davon ist das weit verbreitete Übergewicht. Denn der Weg zu einem niedrigeren Blutdruck führt unter anderem über ein niedrigeres Gewicht, wenn man, gemessen nach dem so genannten Body-Mass-Index, als übergewichtig gilt. Denn schließlich muss das Herz umso mehr leisten, je mehr Körperfülle es mit Blut zu versorgen hat.

Risiko Übergewicht

Achtung

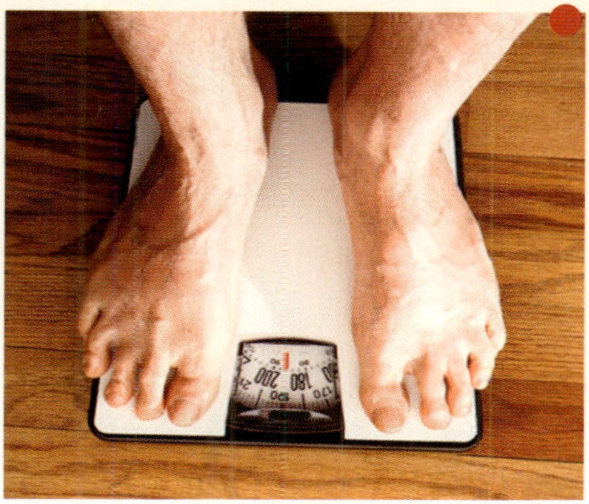

Übergewicht tritt nicht nur besonders häufig in Kombination mit Bluthochdruck auf, es birgt ganz generell viele gesundheitliche Risiken.

Im Rahmen einer groß angelegten Langzeitstudie stellte sich heraus, dass Testpersonen, die seit ihrem 18. Lebensjahr mehr als zehn Kilo zugenommen hatten, deutlich häufiger an Krankheiten des Herzens und der Blutgefäße litten als jene, die weniger als zehn Kilo zugenommen hatten.

Bei der medizinischen Beurteilung, ob Ihre Gesundheit durch Übergewicht gefährdet ist, spielt nicht nur das Gewicht, sondern auch die Fettverteilung in Ihrem Körper eine Rolle. Sie haben sicher schon beobachtet, dass Männer eher zu einem „stattlichen" Bauch neigen, Frauen hingegen oft zu Polstern an Po, Schenkeln und Hüfte. Wegen ihrer charakteristischen Form wird die für Männer typische Fettverteilung als „Apfel" bezeichnet, die für Frauen typische hingegen als „Birne". Bei der „Apfel"-Fettsucht ist der Fettstoffwechsel stärker gestört als bei der „Birnen"-Fettsucht. Der Apfeltyp leidet häufiger an Beschwerden wie Herzerkrankungen oder Bluthochdruck.

So funktioniert der Blutdruck

Die Blutgefäße bilden im Körper ein weit verzweigtes, flexibles System, in dem das Blut kreist. Es wird vom Herzen in den Körperkreislauf gepumpt und versorgt alle Organe mit Sauerstoff und lebenswichtigen Nährstoffen, gleichzeitig transportiert es auch Abfallprodukte ab.

Unter Blutdruck versteht man jenen Druck, den das fließende Blut gegen die Gefäßwände ausübt. Das Herz pumpt das Blut in die Gefäße. Mit den An- und Entspannungsphasen des Herzmuskels steigt und fällt auch der Blutdruck. Doch die Höhe des Blutdrucks ist nicht nur davon abhängig, mit welcher Kraft das Herz unser Blut in die Gefäße drückt. Auch die Blutgefäße selbst können Druck erzeugen, weil eine der Gefäßwandschichten der Arterien aus Muskeln besteht. Verengen sich die Gefäße, steigt der Druck an, erweitern sie sich, fällt er ab.

Es werden immer zwei Werte gemessen, der obere oder systolische und der untere oder diastolische Wert des Blutdrucks. Der systolische Wert entspricht dem höchsten, der diastolische dem niedrigsten Druck in der Arterie.

Diese Flexibilität ist eine wichtige Funktion der Gefäße, denn damit passen sie sich den Anforderungen des Körpers an. Zum Beispiel bewirken Hormone wie Andrenalin, die der Körper bei Stress oder Angst ausschüttet, dass die Blutgefäße sich verengen – und der Blutdruck sich somit erhöht. Beruhigt man sich wieder, weiten sich auch die Gefäße wieder aus und der Druck sinkt. Auch die Kalziumversorgung der Zellen beeinflusst die Höhe des Blutdrucks.

Bluthochdruck und Fettstoffwechsel

Bluthochdruck und erhöhte Blutfettwerte treten sehr häufig gemeinsam auf. Zu den Störungen des Fettstoffwechsels zählen eine hohe Konzentration bestimmter Cholesterinanteile – des so genannten LDL-Cholesterins –, erhöhte Triglyzeridwerte (Blutfettwerte) und eine niedrige Konzentration des HDL-Cholesterins. Die so genannte „Hyperlipoproteinämie“, also der gestörte Fettstoffwechsel, ist kein

WICHTIG **WIE ARTERIOSKLEROSE ENTSTEHT**

Bei anhaltendem Bluthochdruck werden die Gefäße dauerhaft geschädigt. Die Folge ist eine fortschreitende Verengung und Verhärtung der Arterien.

Denn wenn das Blut mit erhöhtem Druck durch die Arterien gepumpt wird, kann es zu kleineren Verletzungen der Gefäßwände kommen. An diesen kleinen Wunden lagern sich Fettstoffe aus der Nahrung, Cholesterin und Gerinnungsstoffe aus dem Blut an, und bilden die so genannten Plaques, also Ablagerungen – die zur Arteriosklerose führen. Dadurch muss das Herz das Blut mit noch höherem Druck durch die Gefäße pumpen, um diese Verengungen zu überwinden. Mit dem Effekt, dass sich der Bluthochdruck bei fortschreitender Arteriosklerose noch weiter erhöht – ein unheilvoller Kreislauf.

Risikofaktoren

Wichtig

Die Ursachen für die Entstehung solcher Fettstoffwechselstörungen sind denen des Bluthochdrucks sehr ähnlich:
Man weiß inzwischen, dass die erbliche Veranlagung eine gewisse Rolle spielen kann. Zudem ist auch klar, dass die Ernährung einen ganz wichtigen Einfluss auf die Entstehung von Fettstoffwechselstörungen hat. Überernährung mit zu viel Fett und Eiweiß führt im Blut zu einer erhöhten Konzentration an Fettverbindungen. Aber auch mangelnde Bewegung oder Fitness und eine dauernde Stressbelastung tragen zu erhöhten Blutfettwerten ebenso bei wie das Rauchen und wie eine gestörte Balance zwischen Säuren und Basen in unserem Körper – wer also all diesen Risikofaktoren ausgesetzt ist, ist doppelt gefährdet.

einheitliches Krankheitsbild. Es können die LDL-Werte und die Triglyzeridwerte oder nur eines von beiden erhöht sein, es kann aber auch in Kombination damit oder allein der HDL-Wert erniedrigt sein.

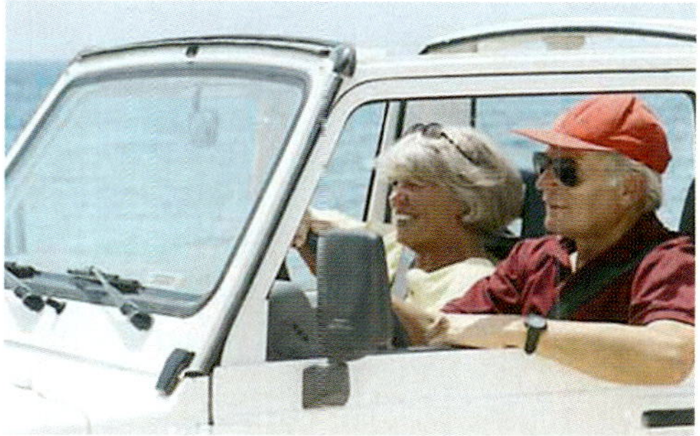

Verringern Sie Ihre Stressbelastung und spannen Sie regelmäßig aus.

Die Partnerschaft von hohem Blutdruck und hohen Blutfettwerten ist besonders gefährlich. Die „Low Density Lipoproteins“ LDL bringen das Cholesterin zu den Zellen im Körper, die einen sehr hohen Cholesterinanteil haben. Sind die Körperzellen ausreichend mit Cholesterin versorgt, schwimmen die überschüssigen LDL weiter im Blut herum und das überschüssige Cholesterin kann sich somit an die Wände der Blutgefäße anlagern. Aggressive Sauerstoffverbindungen greifen das LDL an – oxidieren es, und lassen es gefährlich werden. Das oxidierte LDL bewirkt unter anderem, dass entzündungsfördernde Stoffe ausgeschüttet werden – ein Prozess, der zu Arteriosklerose führen kann. Die Gefäßwand wird dabei stark verhärtet, uneben und verliert an Elastizität. Dadurch steigt auch der Blutdruck an, weil es für das Herz schwieriger wird, das Blut durch diese verengten Gefäße zu pumpen.

Wichtig

Der Wert des Gesamtcholesterins, geteilt durch den HDL-Wert, sollte im Idealfall einen Wert haben, der kleiner als vier ist.

So bemerken Sie Bluthochdruck

Wichtig

Beschwerden bei Bluthochdruck können sein:
- Kopfschmerzen
- Schwindel
- Häufiges Nasenbluten
- Brustschmerzen
- Kurzatmigkeit
- Sehbehinderungen

Die große Tücke am Bluthochdruck ist: Oft bemerkt man ihn gar nicht. Und das ist auch seine große Gefahr. Denn zu hoher Blutdruck kann Gehirn, Nieren, Herz und Augen schädigen, ohne dass Sie sich überhaupt krank fühlen. Erst die geschädigten Organe senden dann erste Warnhinweise.

Derartige Beschwerden können aber schon Anzeichen für mögliche Organschäden sein. Weil Bluthochdruck meist keine Symptome zeigt, sind regelmäßige und wiederholte Blutdruckmessungen beim Arzt oder in der Apotheke sehr wichtig. Erhöhter Blutdruck bei einmaliger Messung ist noch kein Grund zur Beunruhigung. Dabei kann es sich auch um Nervosität beim Messen handeln. Aber sind die Werte dauerhaft erhöht, sollten Sie gegen diese gefährliche Krankheit aktiv werden. Ein Lebensstil, der sich an den Empfehlungen der Säure-Basen-Balance orientiert, wird Ihnen dabei sehr behilflich sein.

Nur in etwa fünf Prozent der Fälle wird hoher Blutdruck durch eine Krankheit ausgelöst, etwa durch eine Überfunktion der Nebenniere oder eine Schädigung der Nierenarterie. Ärzte bezeichnen diese Form als sekundären Bluthochdruck.

Wird ein zu hoher Blutdruck rechtzeitig erkannt und konsequent behandelt, lässt sich das Risiko von Herz-Kreislauf- und Organschäden deutlich verringern.

Woher kommt der hohe Blutdruck?

Hoher Blutdruck kann viele Ursachen haben, einige davon sind Übergewicht, eine unausgewogene Ernährung, Arterienverkalkung, zu hoher Kochsalzkonsum oder Rauchen.

So gefährlich ist ein hoher Blutdruck

ACHTUNG

Bleibt Bluthochdruck lange Zeit unbehandelt, kann er im Lauf der Zeit zu lebensbedrohlichen Schäden an wichtigen Organen führen:

Gefäßverkalkung – Herzinfarkt: Der überhöhte Druck in den Adern schädigt die Gefäßwände. Das Gefäß wird zunehmend verengt, der Blutfluss wird verringert, das kann schließlich zu Herzinfarkt, Schlaganfall oder Durchblutungsstörungen der Beine führen.

Herzmuskelschwäche: Je höher der Blutdruck ist, desto mehr muss das Herz arbeiten. Durch einen jahrelang nicht oder schlecht behandelten Bluthochdruck kann sich das Herz erschöpfen. Das führt zu Leistungsverminderung und zu Atemnot schon bei geringen körperlichen Belastungen.

Nierenschäden: Die Nieren tragen über ein komplexes Steuerungssystem mit dazu bei, dass der Blutdruck im Normalbereich bleibt. Liegt über längere Zeit Bluthochdruck vor, kann zu einer Schädigung und Verengung der kleinen Nierengefäße kommen – und nach und nach zu einem Funktionsverlust der Nieren.

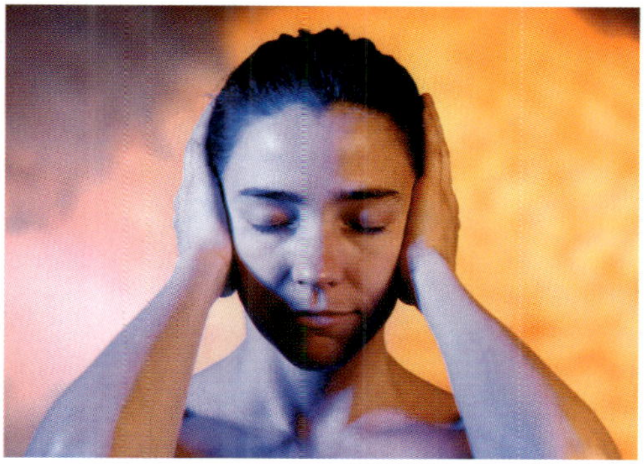

In den meisten Fällen – beim primären oder essentiellen Bluthochdruck – kennt man die genauen Ursachen nicht, wohl aber verschiedene Risikofaktoren. Neben erblicher Veranlagung und Krankheiten wie Diabetes spielt dabei das Alter eine große Rolle: Ab 35 steigt das Risiko für hohen Blutdruck, fast jeder zweite Mensch über 65 leidet unter – medizinisch ausgedrückt – arterieller Hypertonie. Ein Lebensstil mit wenig Bewegung, Übergewicht, unausgewogener Ernährung, starkem Alkoholkonsum, Rauchen, salzreicher Ernährung und viel Stress geht sehr häufig mit Bluthochdruck einher.

Die Ernährung hat einen ganz wichtigen Einfluss auf die Entstehung von hohem Blutdruck. Die gängige Ernährung – mit viel tierischem Einweiß, Fett und häufig zu wenig Obst und Gemüse – ist mit dafür verantwortlich, dass unser Organismus übersäuert – und dass dabei auch der Blutdruck aus den Fugen gerät.

URSACHEN

Die Sache mit dem Salz

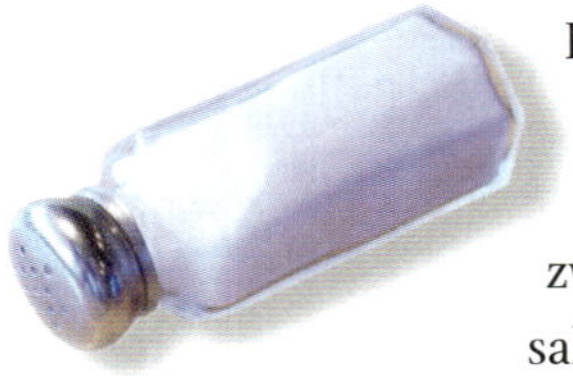

Durch unsere Ernährungsgewohnheiten nehmen wir im Durchschnitt bis zum Dreifachen des Tagesbedarfs an Kochsalz zu uns.

Die meisten Ernährungsempfehlungen bei Bluthochdruck gehen davon aus, dass der Kochsalzkonsum drastisch reduziert werden sollte. Der durchschnittliche Tagesbedarf an Natrium liegt bei zwei bis drei Gramm – die sind in etwa fünf bis sechs Gramm Kochsalz enthalten. Tatsächlich aber zeigt die Statistik, dass wir im Durchschnitt das Zwei- bis Dreifache davon zu uns nehmen.

Entscheidend dabei ist der Natriumhaushalt, der über die Nieren reguliert wird. Nehmen wir zu viel Kochsalz auf, wird das überflüssige Natrium über die Nieren mit dem Harn wieder ausgeschieden. Bei manchen Menschen aber wird das Natrium nicht ausgeschieden und es bindet Wasser. Und wenn der Wassergehalt im Blut steigt, vergrößert sich das Blutvolumen und der Blutdruck steigt.

Als wichtiger natürlicher „Gegenspieler" zu Natrium wirkt hingegen Kalium: Es schwemmt Wasser aus und entschlackt, fördert die Ausscheidung von Natrium aus dem Körper und hat eine entspannende Wirkung auf die Blutgefäße. Dadurch sinkt auch der Blutdruck, wenn Sie viel Kalium zu sich nehmen.

Wie viel ist zu viel?

Die heute empfohlenen Höchstwerte liegen bei 140/90 mm/Hg. Und so beurteilen Mediziner die Blutdruckwerte im Detail:

TIPP **BLUTDRUCKWERTE**

	Systolische Werte	**Diastolische Werte**
optimal	unter 120	unter 80
normal	unter 130	unter 85
Übergangsstadium	130-139	85-89
Bluthochdruck	ab 140	ab 90

So diagnostiziert und behandelt die Schulmedizin den erhöhten Blutdruck

Wenn bei einer ärztlichen Routinekontrolle zufällig ein hoher Blutdruck aufgefallen ist oder Sie eines der Krankheitsanzeichen (Seite 14) an sich bemerken, sollten Sie Ihren Arzt oder Ihre Ärztin aufsuchen. Denn jetzt heißt es herauszufinden, ob Sie tatsächlich an einer Bluthochdruckerkrankung leiden. Außerdem müssen die möglichen Ursachen für Ihren Bluthochdruck abgeklärt und in einer Bestandsaufnahme überprüft werden, ob es bereits Organschäden gibt.

Wie funktioniert die Untersuchung?

Weil eine einmalige Erhöhung des Blutdrucks noch nicht viel aussagt – sie könnte auch auf Aufregung, körperliche Anstrengung oder andere Faktoren zurückzuführen sein – wird Ihr Arzt oder ihre Ärztin üblicherweise bei einem Verdacht auf chronischen Bluthochdruck eine so genannte Langzeitblutdruckmessung vornehmen.

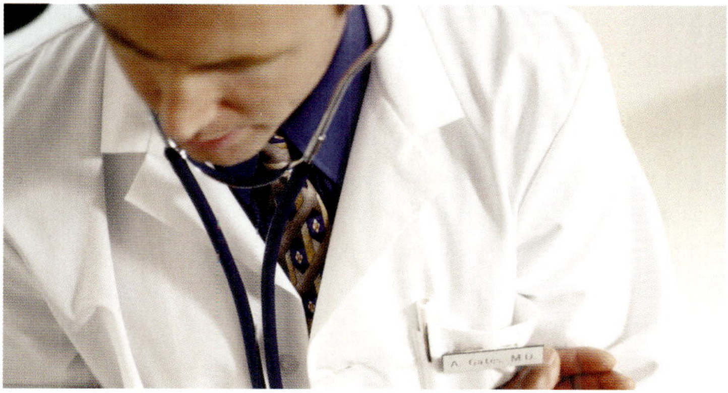

Bei einer Langzeitblutdruckmessung bleibt die Blutdruckmanschette über mindestens 24 Stunden am Arm, misst in bestimmten Abständen automatisch den Blutdruck und das Gerät zeichnet die Werte automatisch auf. Sie sollten während einer solchen Messung Ihren üblichen Tagesplan einhalten – denn wenn Sie sich ungewöhnlich schonen, kann das die Werte nach unten verfälschen.

Zusätzlich zu dieser Blutdruckmessung wird Ihr Arzt oder Ihre Ärztin wahrscheinlich auch eine Reihe von anderen Untersuchungen veranlassen: Zum Beispiel eine Untersuchung der Blut- und Harnwerte, um mögliche Organschäden erkennen zu können, eine Spiegelung des Augenhintergrunds, um zu sehen, ob die Augengefäße vom Hochdruck in Mitleidenschaft gezogen wurden, und Herzuntersuchungen wie ein Elektrokardiogramm oder eine Echokardiographie. Welche Untersuchungen im Einzelfall sinnvoll sind, sollten Sie mit Ihrem Behandler oder Ihrer Behandlerin besprechen.

ACHTUNG **INDIVIDUELLE RISIKOEINSCHÄTZUNG**

Bei der Beurteilung, wie gefährlich Ihre Blutdruckwerte für Ihre Gesundheit sind, ist es wichtig, auch Ihre sonstigen Risikofaktoren mit in Betracht zu ziehen.

Neben einem erhöhten Blutdruck tragen auch Rauchen, Diabetes, ein hoher Cholesterinspiegel, Übergewicht, Stress und Bewegungsmangel massiv zur Entstehung der Arteriosklerose mit all ihren gefährlichen Folgen bei.

Ein erhöhter Blutdruck allein ist also weniger kritisch für Ihre Gesundheit, als wenn mehrere dieser Risikofaktoren gleichzeitig vorliegen. Auch mögliche erbliche Vorbelastungen müssen berücksichtigt werden: Haben in Ihrer Familie nahe Verwandte vor dem 50. Lebensjahr einen Herzinfarkt erlitten, ist ganz besondere Vorsicht geboten.

Manche Schulmediziner sehen zwischen Bluthochdruck und einem gestörten Säure-Basen-Haushalt keinen Zusammenhang. Im Gegenteil, wenn Sie einen streng an Laborwerten orientierten Arzt konsultieren, könnte es sogar sein, dass er Sie belächelt, wenn Sie Ihre gestörte Säure-Basen-Balance ansprechen. Der Körper sei, meinen solche Skeptiker, durchaus in der Lage, der Übersäuerung selbst vorzubeugen und verfüge über so genannte „Puffersysteme", die dafür sorgen, dass die notwendige Balance zwischen Säuren und Basen im Blut immer konstant bleibt. Das stimmt – doch von einer Übersäuerung des Blutes ist in der Säure-Basen-Therapie auch nicht die Rede.

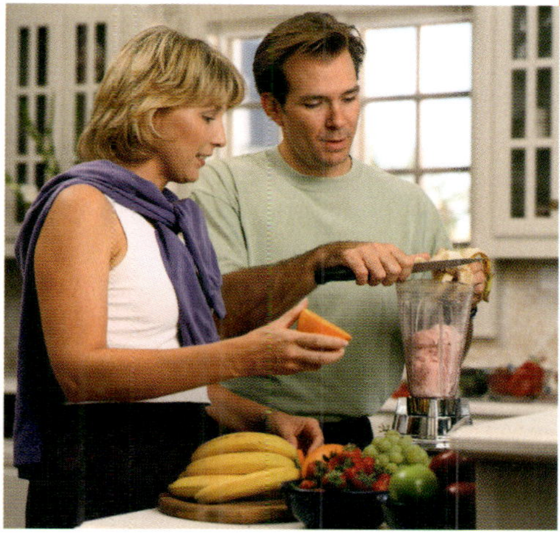

Eine Übersäuerung im Blut ist tatsächlich in höchstem Maß unwahrscheinlich. Ganz anders sieht das aber in Organen und im Gewebe aus: Sie können schleichend übersäuern. Auch wenn die Blutwerte nicht krankhaft im Sinne einer Übersäuerung verändert sind, kann die Säure-Basen-Balance gestört sein. Mehr dazu erfahren Sie ab Seite 22.

Wer eine wirklich genaue Säure-Basen-Diagnostik haben möchte, sollte sich an eine Ärztin oder einen Arzt wenden, die mit der Säure-Basen-Therapie vertraut sind. Denn es sind ausreichend spezifische Kenntnisse und Erfahrungen nötig, um zuverlässig zu erkennen, ob und inwieweit der Säure-Basen-Haushalt gestört ist.

Auch wenn Ihr Behandler oder Ihre Behandlerin mit dem Konzept der Säure-Basen-Balance nicht viel anfangen kann – in einem Punkt wird er oder sie Ihnen jedenfalls zustimmen: Nämlich dass die hier vorgeschlagene Ernährung mit viel basenspendendem Obst und Gemüse und wenig saurem und fettem tierischen Eiweiß rundum gesund ist.

WICHTIG

Nicht abschrecken lassen, wenn Sie an einen Arzt geraten, der sich streng an Laborwerten orientiert und Ihre Nachfrage nach der Säure-Basen-Balance belächelt.

So helfen Änderungen des Lebensstils

Regelmäßige Selbstmessung ist eine gute Möglichkeit, den Blutdruck zu kontrollieren. Das kann mit einem Blutdruckmessgerät ganz einfach und bequem zu Hause gemacht werden. Wichtig ist, dass sie ihren Blutdruck mindestens zweimal täglich etwa zur gleichen Zeit messen und die Messwerte notieren.

INFO **DAS KÖNNEN SIE SELBST TUN**

Wichtige Begleitmaßnahmen zur Ernährungsumstellung sind auch Stressabbau, Entspannung und ausreichend Schlaf.

- Sie können also viel zu einer dauerhaften Blutdrucksenkung beitragen, indem Sie versuchen, möglichst viele Risikofaktoren auszuschalten:
- Eine ausgewogene, basenorientierte Ernährung mit viel Obst und Gemüse hilft nicht nur bei der Blutdrucksenkung, sondern wirkt sich auch positiv auf Blutfett- und Blutzuckerwerte aus.
- Bauen Sie Übergewicht ab: Jedes überschüssige Kilo bedeutet eine stärkere Belastung für Herz und Kreislauf.
- Regelmäßiger Alkoholkonsum erhöht den Blutdruck – Alkohol also nur in Maßen.
- Nikotin ist ein starkes Gefäßgift und erhöht die Blutdruckwerte.
- Regelmäßige Bewegung hilft, den Blutdruck zu senken und erleichtert auch die Gewichtsabnahme.
- Stress treibt den Blutdruck weiter in die Höhe, achten sie auf die nötige Entspannung.
- Gehen Sie nach draußen! Sonnenschein senkt den Blutdruck, das haben mehrere Studien gezeigt. Ein Anteil des Sonnenlichts, Ultraviolett-B, regt die Haut zur Bildung von Vitamin D an. Derselbe Lichtanteil kann einen erhöhten Blutdruck senken helfen.

Ob Ihr Blutdruck gegebenenfalls mithilfe geeigneter Medikamente korrigiert werden sollte, muss im Einzelfall mit Ihrer Ärztin oder Ihrem Arzt abgeklärt werden. Sehr oft genügt bei zu hohen Blutdruckwerten als Therapie zunächst schon eine Änderung des Lebensstils: Schränken Sie Ihren Zigarettenkonsum ein, suchen Sie sich einen Ausdauersport aus wie Radfahren, Laufen, schnelles Gehen oder Schwimmen, dem Sie möglichst dreimal wöchentlich etwa eine halbe Stunde Zeit widmen, und erlernen Sie Strategien zum Stressabbau.

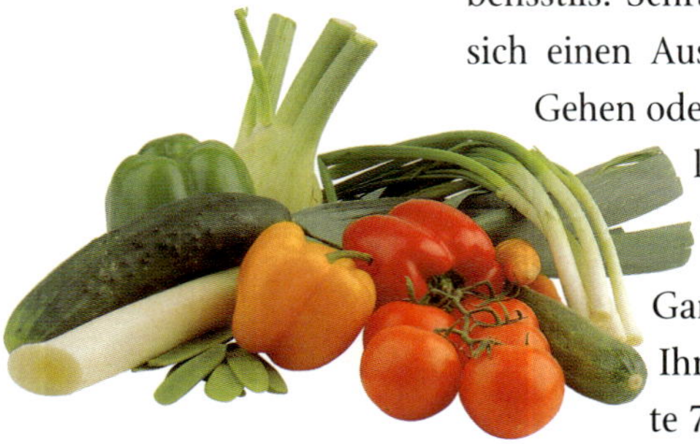

Ganz besonders wichtig ist natürlich die Umstellung Ihrer Ernährung – wie wir Ihnen hier zeigen (siehe Seite 75). Eine Kost, die sich an den Prinzipien der Säure-Basen-Balance orientiert hilft Ihnen nicht nur, Ihren Bluthochdruck in den Griff zu bekommen. Sie fühlen sich auch viel vitaler und voller Energie.

Erst wenn all diese Lebensstiländerungen allein keine ausreichenden Erfolge bringen oder wenn bei Ihnen eine Reihe anderer Risikofaktoren vorliegen, wird Ihre Ärztin oder Ihr Arzt allenfalls zusätzlich entsprechende Medikamente verschreiben.

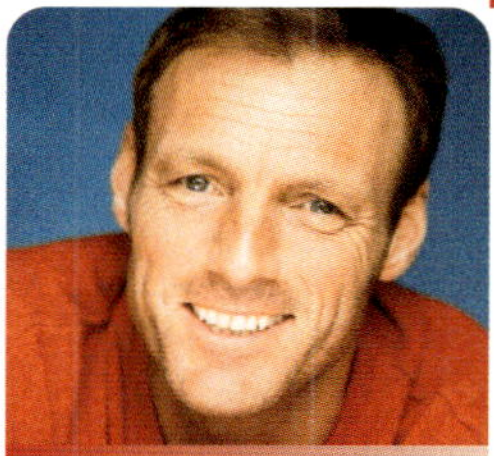

DAS HILFT!

Rauchverzicht, Ausdauersport, Abnehmen, Stressabbau und natürlich eine Ernährungsumstellung im Sinne der Säure-Basen Balance – das senkt den Blutdruck.

Medikamente können nötig sein

Wenn Lebensstilmaßnahmen allein nicht ausreichen, um den Blutdruck in den Normbereich zu senken, müssen zusätzlich blutdrucksenkende Medikamente eingenommen werden. Zur Behandlung des Bluthochdrucks gibt es heute hochwirksame Präparate, die, zusammen mit der richtigen Lebensweise, den Blutdruck in den meisten Fällen auf normale Werte senken können. Die wichtigsten Präparategruppen sind Diuretika, Kalziumantagonisten, Alpha- und Betablocker, ACE-Hemmer und Agiotensin-II-Antagonisten.

Heute stehen mehr als 150 Medikamente zur Blutdrucksenkung zur Verfügung, die an verschiedenen Punkten ansetzten: Sie wirken, indem sie die Herztätigkeit bremsen, die Blutgefäße erweitern oder die Ausscheidung von Flüssigkeit aus dem Körper fördern. Ihre Ärztin oder Ihr Arzt werden die für Sie geeigneten Präparate auswählen, anhand der Blutdruckwerte den Erfolg Ihrer Behandlung überprüfen und bei Bedarf anpassen.

Wichtig für einen anhaltenden Therapieerfolg ist es in jedem Fall, dass Sie die verschriebenen Medikamente regelmäßig einnehmen. Bluthochdruck ist eine chronische Erkrankung. Auch wenn Sie keine Beschwerden haben, sich gut fühlen oder Ihr Blutdruck normalisiert ist, sollten Sie die Therapie nicht ohne Rücksprache mit Ihrem Arzt unterbrechen. Ohne Medikamente steigen nämlich die Werte häufig sehr rasch wieder.

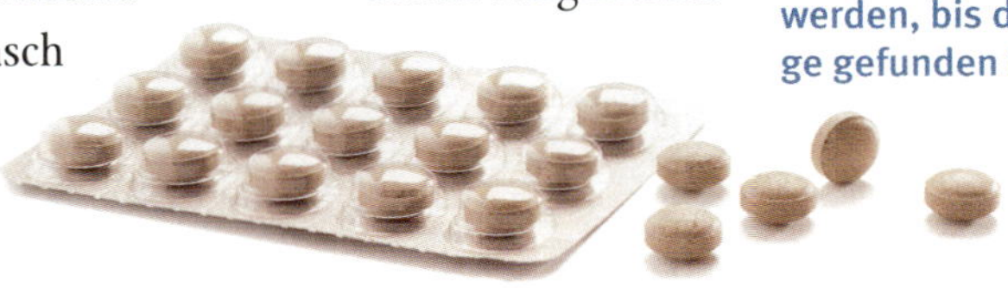

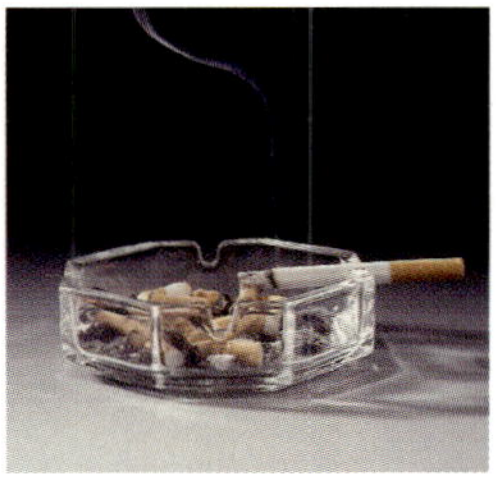

Sollten Sie das Gefühl haben, eine Substanz nicht so gut zu vertragen, sollten Sie mit Ihrem Arzt oder Ihrer Ärztin darüber sprechen. Nicht jeder spricht auf jedes Medikament gleich gut an, oft müssen mehrere Präparate ausprobiert werden, bis das richtige gefunden ist.

Was hat Bluthochdruck mit Übersäuerung zu tun?

Mit der Nahrung nehmen wir täglich Säuren und Basen auf. Wie sie in unserem Körper letztendlich wirken, dafür ist der Stoffwechsel verantwortlich.

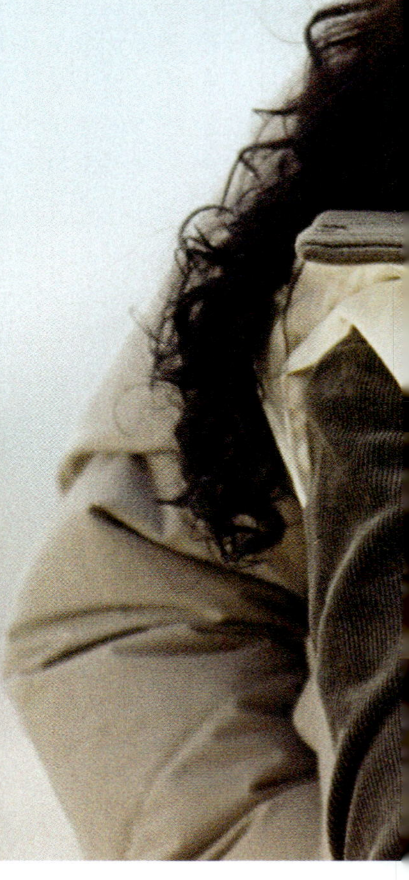

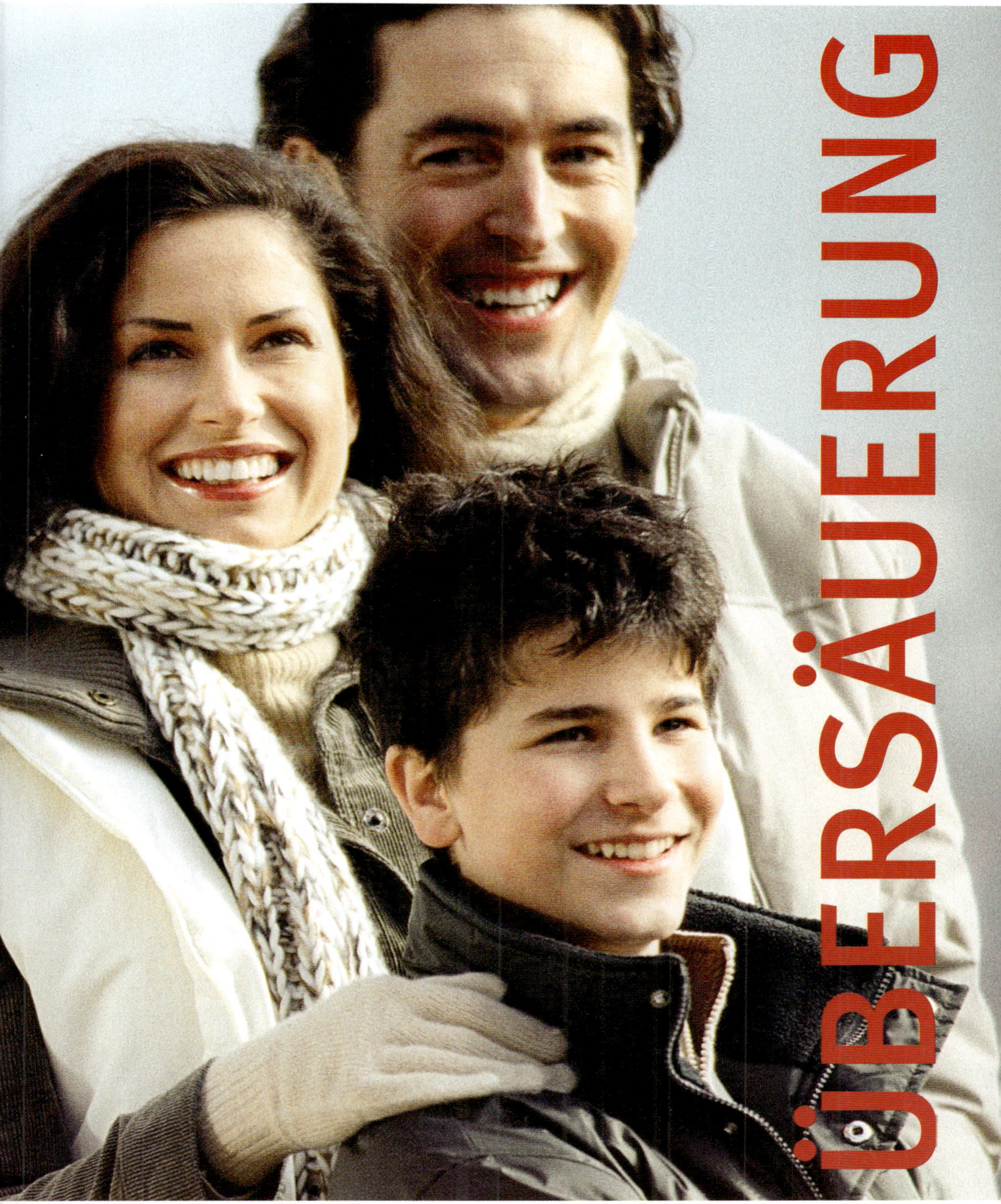
ÜBERSÄUERUNG

Enorm wichtig: die Säure-Basen-Balance

Wichtig

Wenn der Säure-Basen-Haushalt des Körpers aus dem Gleichgewicht kommt, können chronische Erkrankungen die Folge sein.

Säuren und Basen gelangen mit der Nahrung in unseren Körper, wo dann die Stoffwechselprozesse dafür verantwortlich sind, ob ein eher saures oder eher basisches Milieu entsteht. Für eine störungsfreie Arbeit aller Körperfunktionen, auch des Blutdrucks, ist es sehr wichtig, dass Säuren und Basen in einem ausgewogenen Verhältnis zueinander stehen. Denn nur bei einem exakt festgelegten Säuregrad (er wird als pH-Wert gemessen) können die chemischen Prozesse des Stoffwechsels optimal ablaufen. Das ist für unser Wohlbefinden und unsere Leistungsfähigkeit von größter Bedeutung.

Die richtige Balance zwischen Säuren und Basen ist die Grundlage für einen funktionierenden Organismus und damit auch für Ihre Gesundheit. Da diese Balance für Zellen und Gewebe so wichtig ist, verfügt unser Körperstoffwechsel über zahlreiche Möglichkeiten, wie er den störungsanfälligen Säure-Basen-Haushalt in einem engen Rahmen beständig halten kann. Inzwischen ist klar, dass es zu vielen chronischen Erkrankungen kommen kann oder sich solche Erkrankungen kontinuierlich verschlechtern können, wenn das notwendige Gleichgewicht zwischen Säuren und Basen aus den Fugen gerät. Und dazu kommt es bei vielen Menschen immer häufiger, trotz aller natürlicher Regulationsmechanismen, die dem Körper zur Verfügung stehen. Denn wir essen häufig zu viel vom Falschen und bewegen uns zu wenig.

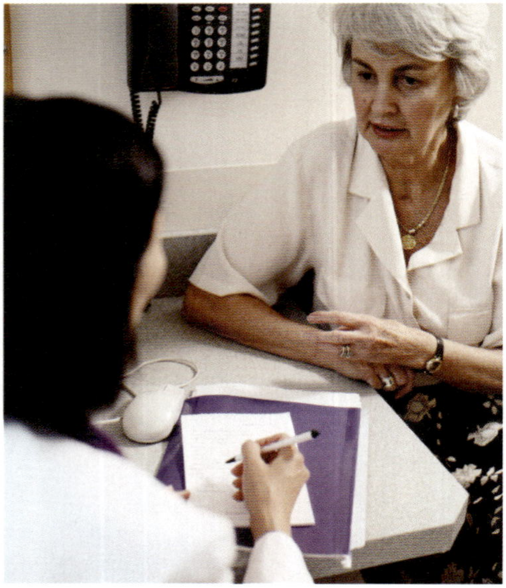

NUR EIN KLEIN WENIG CHEMIE

INFO

Säuren und Basen

Säuren sind chemische Verbindungen, die ein positiv geladenes Wasserstoff-Ion (H^+) abspalten können, Basen dagegen können ein negativ geladenes Teilchen abspalten, das aus einem Sauerstoff- und einem Wasserstoff-Ion (OH^-) besteht. Sind in einer Körperflüssigkeit gleich viele H^+- und OH^--Ionen vorhanden, so ist diese neutral, überwiegen die H^+-Ionen, ist sie sauer, überwiegen hingegen die OH^--Ionen, dann ist sie basisch.

Salze

Treffen Säure und Base zusammen, so entsteht ein Salz. Salze, die durch das Zusammentreffen einer Base mit einer schwachen Säure entstanden, können durch stärkere Säuren gelöst werden. Manche Salze binden H^+-Ionen an sich. Gibt man diese Salze zu Säuren, so wird die Konzentration der H^+-Ionen in der Säure reduziert – die Säuren werden „schwächer".

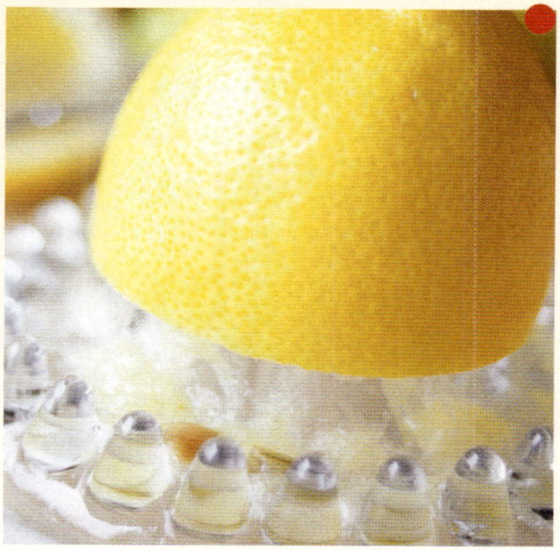

pH-Wert

Die Menge der H^+-Ionen in einer Lösung bestimmt deren so genannten pH-Wert. Eine Lösung mit einem pH-Wert von 7, wie etwa Wasser, ist „neutral". Eine saure Lösung hat einen pH-Wert zwischen 0 bis 7, basisch ist eine Lösung mit einem pH-Wert zwischen 7 bis 14.

Auf den pH-Wert kommt es an

Die Stoffwechselprozesse in unserem Körper werden von über 2000 Enzymen und die sie unterstützenden Stoffe wie Vitamine, Mineralstoffe, Spurenelemente und sekundäre Pflanzenstoffe gesteuert. Je nach Ort, Organ und Enzym wird ein ganz bestimmter optimaler pH-Wert benötigt – ob sauer, basisch oder neutral.

Die pH-Werte in den verschiedenen Flüssigkeiten und Geweben unseres Körpers sind nicht alle gleich. Im Blut liegt er üblicherweise zwischen 7,36 und 7,44 – ist also leicht basisch. An den Dezimalzahlen können Sie erkennen, dass der Normbereich dieses pH-Werts nur sehr geringe Schwankungen zulässt.

Unser Blut ist leicht basisch. Im Magen geht es enorm sauer zu, im Dünndarm eher basisch.

Im Magen wird eine äußerst starke Säure gebildet, nämlich die Salzsäure, mit einem pH-Wert von 1. Die Verdauungsdrüsen des Dünndarms bilden dagegen basische Lösungen. Anders als im Blut ist der pH-Wert in den Geweben, beispielsweise im Bindegewebe, viel größeren Schwankungen unterworfen.

WICHTIG

Je spezialisierter ein Organ ist, desto mehr ist es auf seinen optimalen pH-Wert angewiesen, um richtig arbeiten zu können.

Bei den Organen gilt: Je spezialisierter ein Organ ist, umso wichtiger ist es, dass der pH-Wert konstant in seinem Normbereich liegt. Weicht er stark von diesem ab oder ist er großen Schwankungen ausgesetzt, so beeinträchtigt dies den Ablauf jener chemischen Reaktionen, für die das jeweilige Organ in unserem Körper zuständig ist – schwere Beeinträchtigungen und Schäden können die Folge sein.

So lässt sich der Säure-Basen-Haushalt messen

Am genauesten wird der pH-Wert des Blutes mit einer so genannten Messelektrode gemessen. Er ist sehr gut reguliert und weist nur sehr geringe Schwankungen auf. Eine Übersäuerung ist hier recht unwahrscheinlich. Ganz anders sieht das aber in Organen und im Gewebe aus: Sie können schleichend übersäuern. Mit einer Messelektrode ist dies nun nicht zuverlässig zu erfassen, weshalb vielfach empfohlen wird, den pH-Wert im Urin zu überprüfen. Ist er stark sauer, kann das – muss aber nicht – ein Hinweis auf eine generelle Übersäuerung des Körpers sein.

Der pH-Wert des Blutes ist gut reguliert und schwankt nur geringfügig. Organe und Gewebe können jedoch übersäuern: Einen Hinweis darauf kann der pH-Wert des Urins geben.

Wenn Sie eine wirklich genaue Säure-Basen-Diagnostik haben möchten, dann sollten Sie sich an eine Ärztin oder einen Arzt wenden, die mit der Säure-Basen-Therapie vertraut sind. Denn es sind

HINWEISE: SÄUREGRIFF UND VERQUELLUNGEN

ACHTUNG !

Eine Reihe von körperlichen Veränderungen können Ihnen einen Hinweis darauf geben, ob und wie sehr Ihre Säure-Basen-Balance gestört ist.

Das Bindegewebe hat die Aufgabe, die Organe mit Nährstoffen zu versorgen und gleichzeitig die Schlacken aus allen anderen Körperzellen abzutransportieren. Dieses Versorgen und Entsorgen geschieht über die Blutbahnen und die Lymphgefäße, indem Nährstoffe durch die

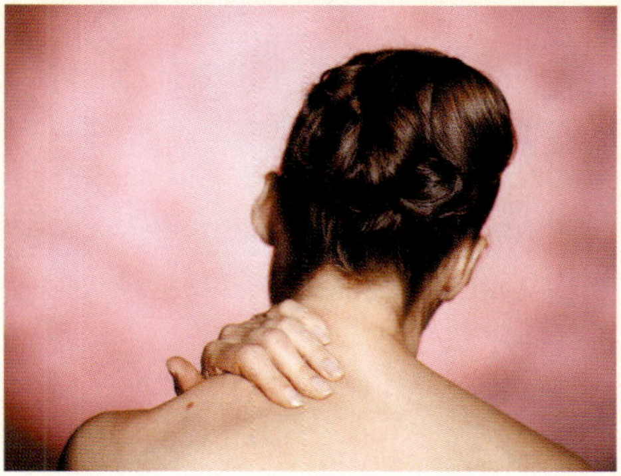

Verdauungsorgane zu- und Schlacken über Blut, Leber, Niere, Blase und Urin abtransportiert werden.

Bei einem zu hohen Säuregrad verändern sich die Eiweiße, es kommt zu Muskelverhärtungen, die schmerzen und mithilfe des „Säuregriffs" gut tastbar sind: Greifen Sie vom Schlüsselbein aus über Ihre Schulter. Über dem Schlüsselbein liegt ein Muskel, den Sie gut mit den Fingern greifen können. Ist er hart, vielleicht sogar schmerzhaft, ist dies ein Hinweis auf eine säurebedingte Muskelverhärtung.

Ein weiterer Hinweis auf übermäßig viel Säure im Gewebe sind Gewebsverquellungen, wie etwa die Zellulitis, ein erschlaffendes Doppelkinn oder ein etwas „volles" Gesicht. Um die überschüssige Säure zu verdünnen, lagert das Gewebe nämlich zusätzliche Flüssigkeit ein. Dies ist auch die Erklärung dafür, warum Sie nach einer ungewohnt anstrengenden sportlichen Leistung zunächst zu- statt abnehmen: Die beim Sport übermäßig gebildete Milchsäure wird durch zusätzlich eingelagerte Flüssigkeit verdünnt.

Ein Zeichen für Übersäuerung kann auch ein fahler, ungesunder Teint sein. Hier hat die Übersäuerung dazu geführt, dass der Stoffwechsel der Haut schwerer gestört ist: Die Hautelastizität lässt nach, weil sich das Bindegewebe durch zu viele Säuren verändert und nicht mehr straff bleibt. So erscheinen auch früher als es sein müsste die ersten Falten.

ausreichend spezifische Kenntnisse und Erfahrungen nötig, um zuverlässig zu erkennen, ob und inwieweit der Säure-Basen-Haushalt gestört ist. Häufig machen Patienten auch die Erfahrung, dass Ärzte Methoden wie die Säure-Basen-Therapie als „Unsinn" abtun. Dann sollten Sie mit einem Arzt Ihres Vertrauens Kontakt aufnehmen.

Der Körper schützt sich

Vor einem allzu großen Säureansturm muss sich der Körper schützen, vor allem mithilfe so genannter „Säuredepots" und „Säureventile", wozu ihm Gewebe und Organe dienen. Um die Wirkung von Säuren zu mindern und den aktuellen pH-Wert aufrechtzuerhalten, kann unser Organismus auf Puffersubstanzen zurückgreifen.

Säuredepots und Säureventile unseres Körpers, das sind die Organe und das Gewebe.

Das Bindegewebe als Säuredepot

Bindegewebe, also das Gewebe zwischen den einzelnen Organen und Organzellen, wird auch als Depot gebraucht. Sind alle Ausscheidungsorgane überlastet, wird ein Zuviel an Säuren dort gelagert, mit Folgen: Die Bindegewebsfasern quellen infolge der Übersäuerung auf und werden fester, spröder und härter.

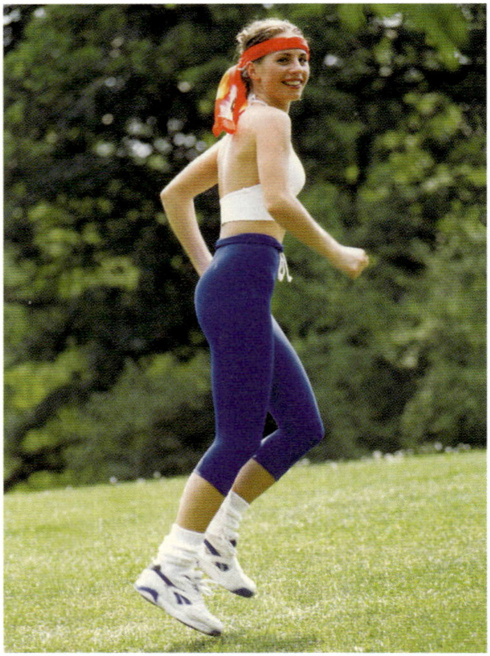

Säureventil Lunge

Andere Säuren werden ausgeatmet, so zum Beispiel die Kohlensäure. Ihr Kohlendioxidanteil verlässt unseren Körper über die Atemluft, zurück bleibt Wasser, das dem Körper zur Verfügung steht und zum größten Teil über die Nieren ausgeschieden wird. In geringen Mengen wird dieses Wasser auch beim Ausatmen ausgeschieden, nämlich als Feuchtigkeit in der Atemluft. Je tiefer unsere Atmung, umso höher ist die Säurenmenge, die unseren Körper mit der Atemluft verlässt.

Balanceorgan Niere

Säuren direkt ausscheiden, das kann unsere Niere nur in geringem Maß. Größere Säuremengen ausscheiden, das funktioniert nur, indem sie Salze ausscheidet. Basisch wirkende Salze kann sie zurückhalten.

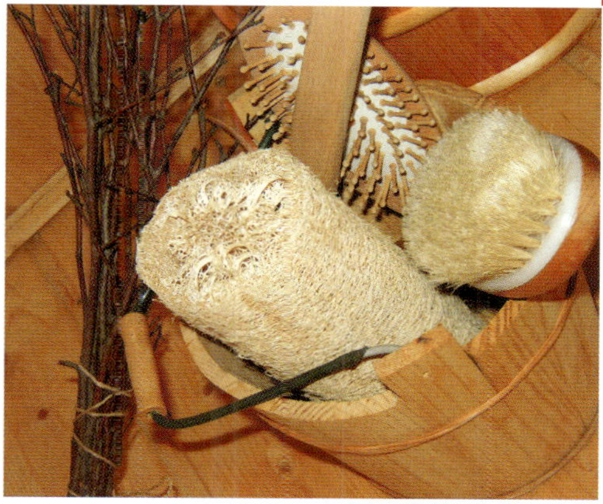

Unsere Haut – auch die dritte Niere genannt – scheidet viele Säuren aus: diese werden zum Säureschutzmantel unserer Haut.

Entsäuerung über die Haut

Auch über die Haut, die so genannte dritte Niere, werden Säuren ausgeschieden, die dann den Säureschutzmantel unserer Haut bilden. Regen wir unsere Hautfunktionen an, wie etwa durch eine Bürstenmassage oder ein Saunabad, dann wird auch die Säurenausscheidung über die Haut angeregt. Und: Auch über die Schleimhäute können überschüssige Säuren abgegeben werden, was zu Reizungen führt. Etwa bei der gereizten Nasenschleimhaut beim Schnupfen.

Säureventil Darm

Gelangen zu viele Säuren über die Nahrung in den Körper, so können diese auch über den Verdauungskanal wieder nach außen abgegeben werden – unser Körper verweigert dann deren Aufnahme.

Unreifes Obst zum Beispiel schickt der Darm oft „unbearbeitet" zum Ausgang: Durchfall ist die Folge. Und vor allem Kinder verfügen noch über einen anderen säureausleitenden Mechanismus – sie erbrechen sich, besonders wenn sie zu viel säurehaltige oder -bildende Kost zu sich genommen haben. Der Magen, der selbst reichlich Säure enthält, entlastet sich auf diese Weise von einem zusätzlichen Säureschub.

So beeinflusst ein gestörter Säure-Basen-Haushalt den Blutdruck

Wir sehen also, wie wichtig es ist, dass der Säure-Basen-Haushalt im Körper gut ausbalanciert ist. Denn sind wir zu lange übersäuert, dann wirkt sich das auf viele Körperfunktionen negativ aus. Insbesondere der jeweils individuelle gesundheitliche Schwachpunkt, also etwa ein erhöhter Blutdruck, reagiert dann mit weiteren und verstärkten Funktionsstörungen.

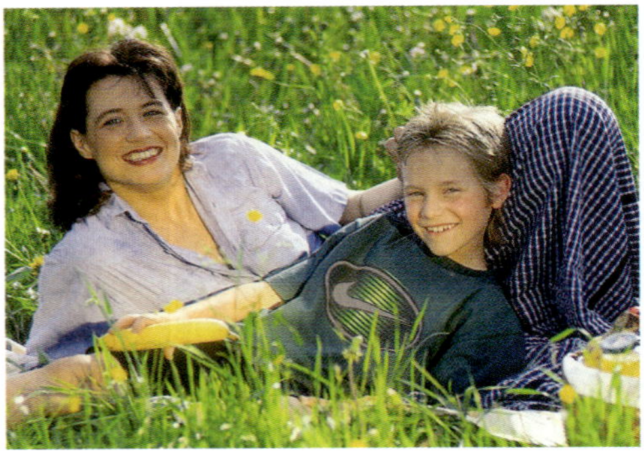

Doch nicht nur bereits bestehende Beschwerden werden durch ein ungünstiges Säure-Basen-Gleichgewicht verstärkt. Eine ständige Belastung durch Übersäuerung steht darüber hinaus in mehrfacher Weise in einem vielfältigen Wechselspiel mit dem Bluthochdruck.

Geschädigte Gefäße

Im Zusammenhang mit einem erhöhten Blutdruck schädigt ein gestörter Säure-Basen-Haushalt auch die Blutgefäße. Die ständige Übersäuerung des Organismus hat nämlich unter anderem zur Folge, dass den Venenwänden langsam aber kontinuierlich die Kalziumvorräte entzogen werden, weil dieses anderswo zur Regulierung der Balance benötigt wird.

Eine Folge des Kalziumentzugs in den Gefäßwänden: Es wird Cholesterin abgelagert. Denn wenn zum Schutz der Gefäßwände kein Kalzium mehr vorhanden ist, beginnt der Körper einen Ersatzstoff zu verwenden, der ihm zur Verfügung steht, und in diesem Fall ist es das Cholesterin.

Durch den Kalziumentzug und die Cholesterinablagerung verlieren die Venen an Elastizität, dehnen sich und werden brüchig. Der gesamte Blutkreislauf verlangsamt sich.

Sauerstoff- und Energiemangel

Auch ein anderer Zusammenhang zwischen gestörter Säure-Basen-Balance und gestörtem Fettstoffwechsel kann dem Organismus in gesundheitlicher Hinsicht schwer zusetzen.

Jede außergewöhnliche Anforderung an den Organismus, also auch die Regelung eines zu hohen Blutdrucks, führt dazu, dass zur Regulierung des Stoffwechsels besonders viel Energie und Sauerstoff aufgewendet werden muss. Es kommt zu einem Sauerstoffmangel, der

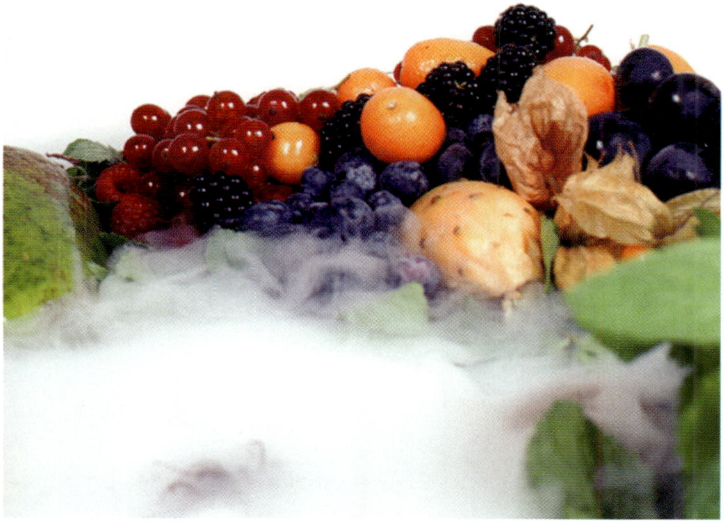

ACHTUNG **ERSTARRTE ZELLEN**

Das Konstanthalten des richtigen, für den Körper optimalen Gleichgewichts zwischen Säuren und Basen ist eine wichtige Voraussetzung dafür, dass alle Enzyme funktionieren und der Zellstoffwechsel geregelt ablaufen kann.

Eine Störung dieses Zellstoffwechsels durch Übersäuerung ist für alle Zellen negativ, für die Blutzellen ist sie jedoch ganz besonders gefährlich. Eine Folge eines Säureüberschusses bei ihnen ist nämlich die so genannte zelluläre Strukturstarre. Das heißt: die Zellen werden auf die Dauer unflexibel und sind nicht mehr besonders biegsam.

Die Ursache liegt in einer Überforderung der Enzyme, die für die Regulation sorgen. Besonders macht sich das bei den roten Blutkörperchen bemerkbar. Denn sie sind besonders auf eine gewisse Verformbarkeit angewiesen. Werden sie starr, kommen sie nicht mehr durch die feinsten Äderchen – die Durchblutung verschlechtert sich merklich. Als Folge davon wird unter anderem das Gewebe an manchen Stellen nicht mehr ausreichend mit Sauerstoff versorgt. Sauerstoffmangel wiederum fördert das Entstehen nichtflüchtiger Säuren und verstärkt damit die bestehende Übersäuerung. Ein Teufelskreis entsteht.

über die Atmung nicht mehr ausreichend ausgeglichen werden kann.

WICHTIG

Damit ein zu hoher Blutdruck gesenkt werden kann, ist eine Darmsanierung besonders wichtig.

Die Zellen werden gezwungen, ihren Energiebedarf auch aus anderen Quellen zu decken, so zum Beispiel durch den Abbau von Kohlehydraten mittels der so genannten Glykose. Als Folge dieses Prozesses entstehen jedoch wiederum Säuren, wie etwa die Ketosäure oder die Milchsäure, die nicht über die Atmung entsorgt werden können und den Körper weiter belasten. Die Übersäuerung wird also weiter verstärkt, mit all ihren negativen Folgen für den Bluthochdruck.

Der Darm muss viel leisten

Gerade bei Bluthochdruck ist es besonders wichtig, dass der Abbau von überschüssigen Fetten im Körper gut funktioniert. Denn sonst kann sich das gefährliche LDL-Cholesterin an die vom Bluthochdruck ohnehin schon geschädigten Gefäße anlagern und sie zusätzlich starr und unflexibel machen. Es wäre daher wichtig, dass der Fettabbau über den Darm optimal funktioniert. Doch gerade das ist durch eine Übersäuerung gefährdet.

SAUERSTOFFMANGEL ...

... führt zur Übersäuerung.
Ist unser Organismus außergewöhnlichen Anforderungen ausgesetzt, hierzu zählen auch nicht optimal arbeitende Organe, dann muss er zur Regulierung des Stoffwechsels mehr Energie und Sauerstoff aufwenden als üblich. Folge ist ein Sauerstoffmangel, der über die Atmung nicht mehr ausreichend ausgeglichen werden kann – die weitere Folge ist eine Übersäuerung.

Kalium ist Mangelware

Wichtig für einen normal funktionierenden Blutdruck ist es unter anderem, dass Natrium und Kalium im Körper im Gleichgewicht sind. Kalium steht mit Natrium in einem engen Wechselspiel. Beide regeln gemeinsam den Wasserhaushalt. Ist der Körper mit zu viel Natrium belastet, bindet es Wasser. Und wenn der Wassergehalt im Blut steigt, vergrößert sich das Blutvolumen und der Blutdruck steigt an. Kalium hingegen schwemmt Wasser aus und entschlackt, fördert die Ausscheidung von Natrium aus dem Körper und hat eine entspannende Wirkung auf die Blutgefäße. Dadurch sinkt auch der Blutdruck, wenn Sie viel Kalium zu sich nehmen. Doch unsere häufig säurelastige Ernährung führt dazu, dass viele Menschen mit Kalium unterversorgt sind, die Übersäuerung trägt also auch dazu bei, dass Natrium nicht ausreichend neutralisiert wird.

So wie das aus Natrium entstehende Kochsalz sind es vor allem auch Säuren, die im Körper Wasser zurückhalten und dadurch den Blutdruck massiv erhöhen: Denn weil eine Übersäuerung und Verschlackung den Organismus stört und ihn belastet, ist er ständig bemüht, solche Säuren zu verdünnen und hält zu diesem Zweck Wasser zurück – mit dem Effekt, dass mit dem Wasser auch das Gesamtvolumen des Blutes ansteigt und damit auch der Druck.

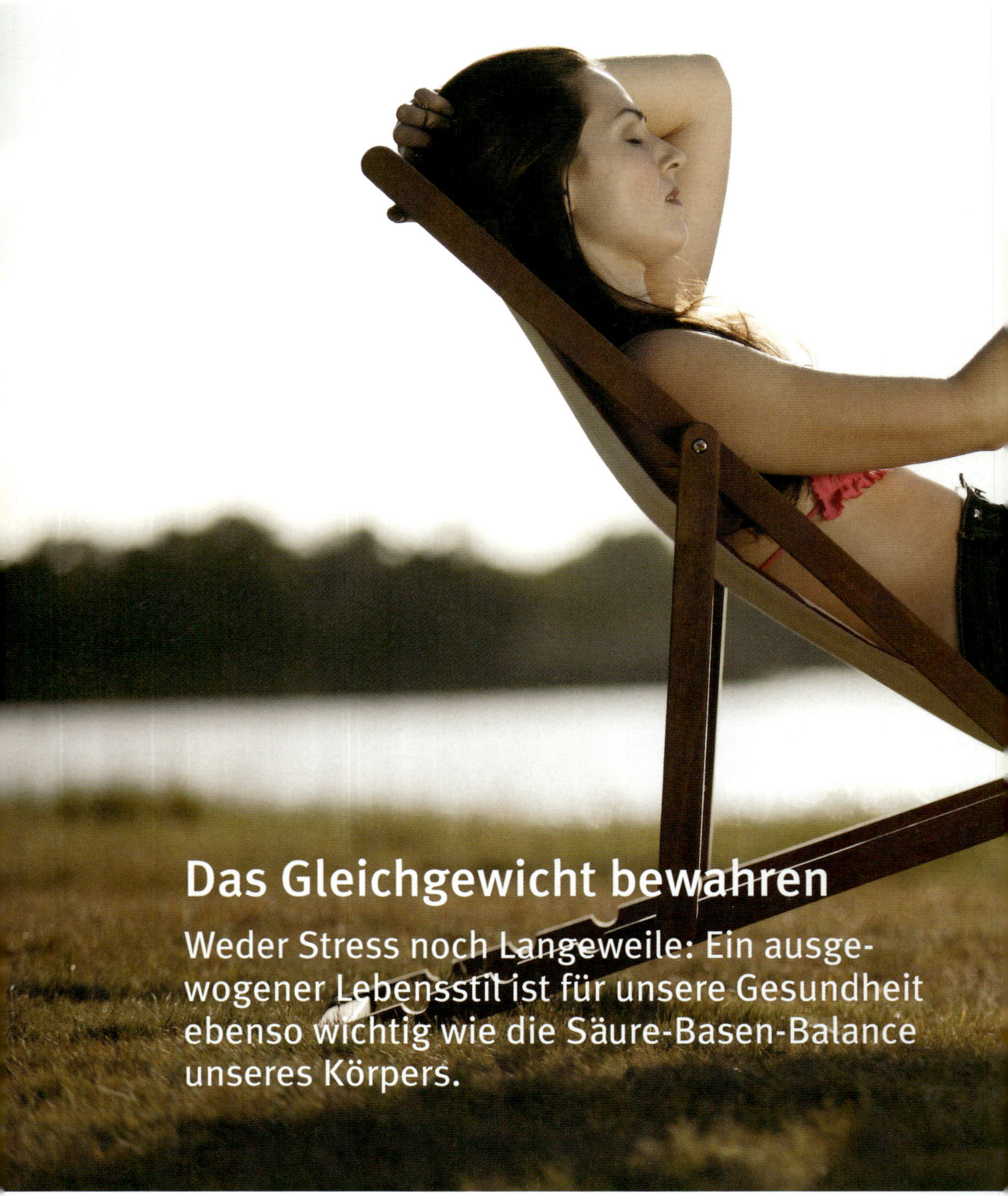

Das Gleichgewicht bewahren

Weder Stress noch Langeweile: Ein ausgewogener Lebensstil ist für unsere Gesundheit ebenso wichtig wie die Säure-Basen-Balance unseres Körpers.

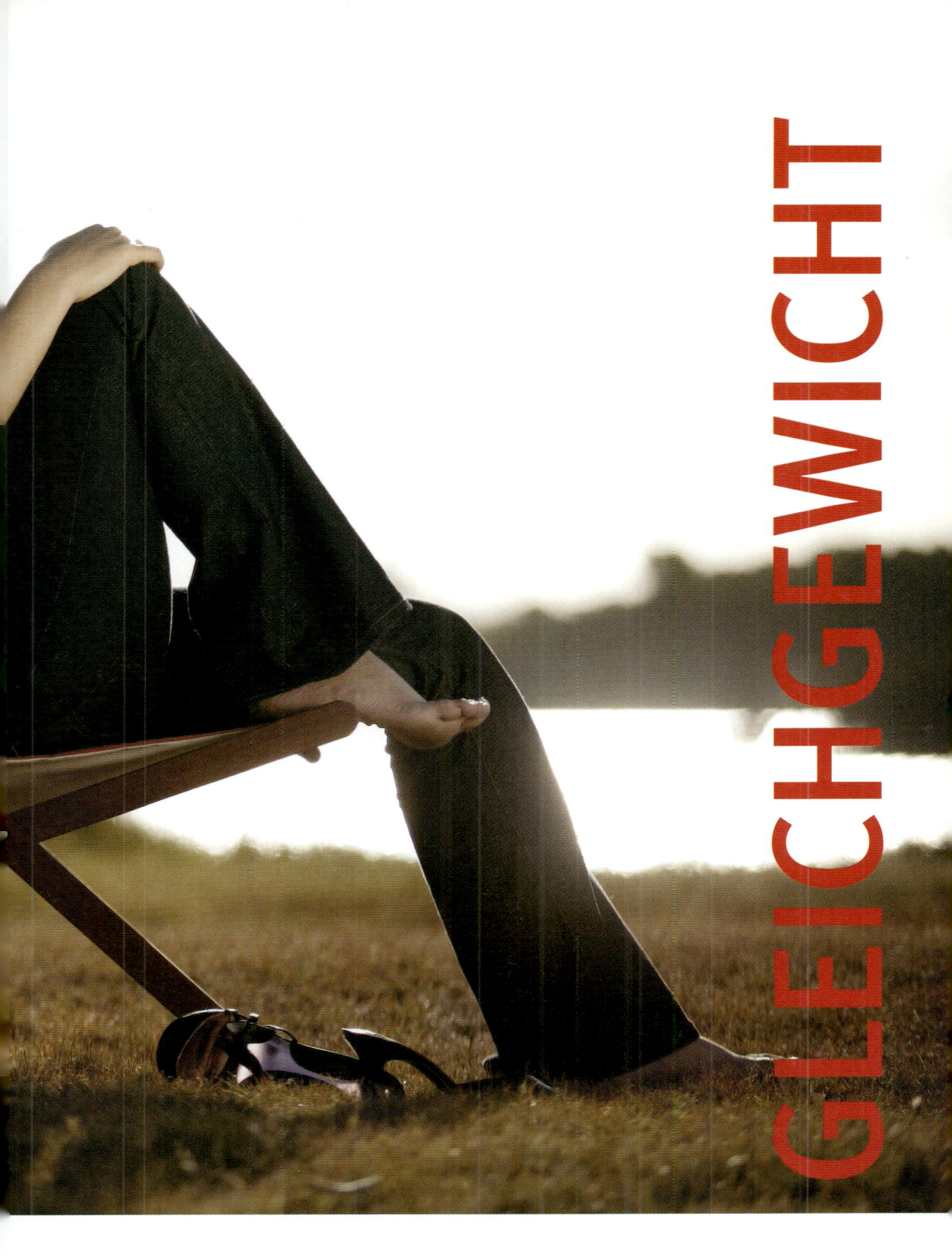
GLEICHGEWICHT

Die Behandlung der Übersäuerung bei Bluthochdruck

Gegen einen hohen Blutdruck können Sie selbst sehr viel tun, wie Sie bereits gesehen haben. Besonders wichtig ist es, dass Sie nicht nur an der einen oder anderen einzelnen „Schraube" drehen, sondern schrittweise damit beginnen, insgesamt mehr Bewegung und mehr Entspannung in Ihr Leben zu bringen.

Und natürlich wird Ihnen die Umstellung auf eine Kost, die Ihre Säure-Basen-Balance wieder ins richtige Lot bringt, sehr dabei helfen, Ihren erhöhten Blutdruck in den Griff zu bekommen.

ACHTUNG **SCHLÜSSEL ZUR GESUNDHEIT**

Der Schlüssel zur Wiederherstellung Ihrer Gesundheit liegt darin, die aus den Fugen geratenen Stoffwechselabläufe wieder in eine Balance zu bringen.

Denn nur dann, wenn die verschiedenen Reaktionsketten und physikalischen Prozesse im Organismus wieder in einem basischen Milieu geordnet ablaufen können, werden alle Körperfunktionen – und damit auch der Blutdruck – wieder optimal arbeiten.

Die Herstellung der Säure-Basen-Balance

Eine Wiederherstellung der Säure-Basen-Balance ist nur möglich, wenn verschiedene Räder ineinander greifen. Deshalb sollten Sie Ihrer Gesundheit zuliebe:

- die Zufuhr der Säuren verringern
- die Bildung von Säuren im Stoffwechsel drosseln
- die Ausscheidung von Säuren fördern

- den Stoffwechsel normalisieren
- vermehrt Basen zuführen

Alle Maßnahmen gemeinsam führen zu einer gesünderen Lebensweise und dazu, dass Sie sich wieder um vieles wohler fühlen.

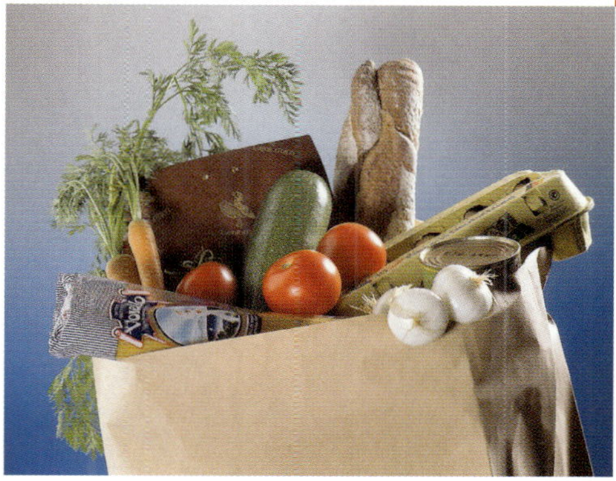

Die Zufuhr von Säuren verringern

Die Säurezufuhr über die Ernährung lässt sich vor allem dadurch drosseln, dass Sie säurebildende Lebensmittel vermeiden. Dazu zählen alle stark gesüßten Lebensmittel, Weißmehl und die Produkte, die daraus hergestellt werden, sowie Fleisch, Käse, Wurstwaren oder Fisch.

Auch Konserven sind in der Liste der Säurebildner anzutreffen, weil bei der Konservierung wichtige Mineralstoffe verloren gehen, die Obst oder Gemüse in unkonserviertem Zustand zu Basenlieferanten machen würden. Säurebildend sind auch Alkohol und Kaffee. Eine detaillierte Übersicht über die Lebensmittel, die Säure- bzw. Basenlieferanten sind, finden Sie in der Übersicht ab Seite 82.

WICHTIG

Welche Lebensmittel Säure bilden, das zeigt Ihnen die Liste auf Seite 82.

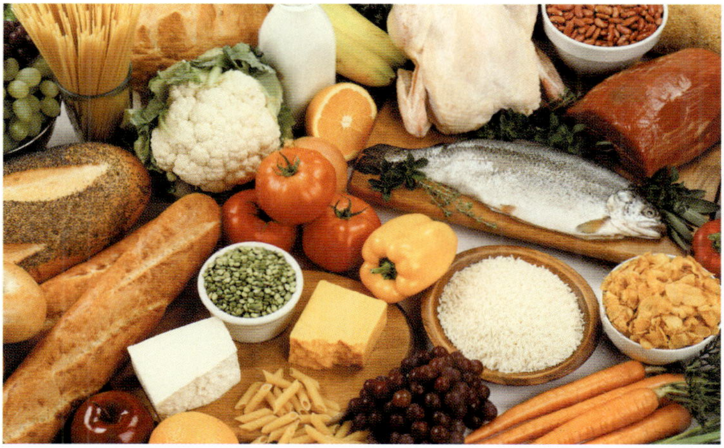

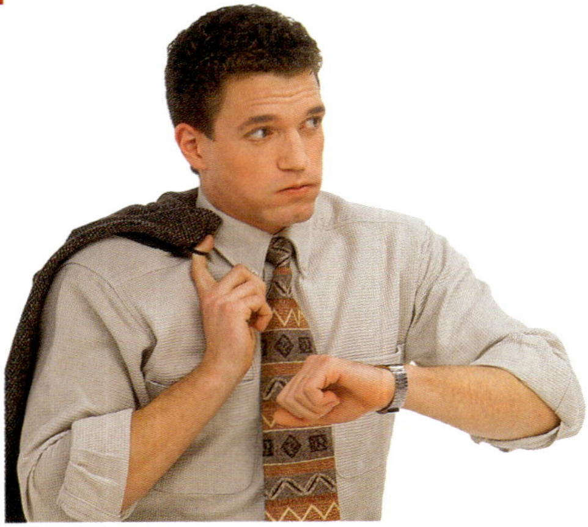

Ständiger Stress und ein Darm, in dem es gärt – das kurbelt die Säureproduktion in unserem Körper an.

Die Säurebildung im Stoffwechsel drosseln

Besonders zwei Faktoren gehen mit erhöhter Säurebelastung im Stoffwechsel einher: Die so genannte Sympathikotonie, bei der uns der Stress- und Aktivitätsnerv Sympathikus nicht nur ständig auf Trab hält, sondern auch zu einer vermehrten Säureproduktion beiträgt. Und die Gärung im Darm, durch die zusätzliche Säuren gebildet werden, die den Darm chronisch verändern. Er kann dadurch weniger positiv wirkende Nährstoffe aufnehmen und weniger negative Säuren ausscheiden. Die Versorgung der Gewebe ist beeinträchtigt, und damit kommt es zu einer noch weiteren Verschlechterung im Stoffwechsel – zusätzliche Säuren werden angehäuft und belasten alle Körperfunktionen.

ACHTUNG **SO STOPPEN SIE DIE SÄUREBILDUNG**

- Essen Sie immer in Ruhe und kauen Sie sorgfältig. Geniessen Sie!
- Essen Sie nur, wenn Ihnen ein Hungergefühl signalisiert, dass der Verdauungstrakt aufnahmebereit ist und die Säfte fließen.
- Beachten Sie die Aktivitätszeiten der Verdauungsorgane: Morgens und mittags ist die Verdauungskraft am höchsten, abends dagegen ist sie besonders niedrig und sie sollten nicht so viel und andere Dinge essen.
- Meiden Sie gärungsfreudige Lebensmittel. Was bei Ihnen speziell zur Gärung führt, merken Sie an Blähungen.
- Verhelfen Sie dem Gegenspieler des Sympathikus, dem Parasympathikus, zu seinem Recht. Dazu dienen alle entspannenden, beruhigenden Maßnahmen: einige Mußemomente am Tag, Meditation, autogenes Training, entspannende Bäder, dem Schlafbedürfnis nachgeben oder Kräutertees.

Die Ausscheidung der Säuren fördern

Säuren haben sich oft über den Verlauf von Jahren oder Jahrzehnten angehäuft. Natürlich verbessert es die Bilanz, wenn Sie ab heute weniger Säuren zuführen. Nicht vergessen darf man dabei: Auch der Abtransport der bisher angesammelten Säuren sollte in Angriff genommen werden.

Generell werden Sie die Säuren über eine vertiefte Atmung, über die Haut und über die Niere los. Unter anderem muss dazu aber die Durchblutung gesteigert werden, sonst gelangen die Säuren nicht aus den Depots. Die Säuren werden nämlich mit dem Blut transportiert.

Säuren lassen sich unter anderem aber auch noch durch reichliches Trinken mit ausscheiden. 2 bis 3 Liter täglich sollte man mindestens zu sich nehmen, bei körperlicher Beanspruchung noch mehr. Auf den Durst allein ist kein Verlass!

Eine gute Form, Säuren vermehrt auszuscheiden, ist regelmäßige Bewegung. Dabei wird die Atmung vertieft, gleichzeitig auch die Durchblutung in vielen Körperbezirken verbessert. Über die vertiefte Atmung wird vermehrt Kohlendioxid abgeatmet.

Wichtig

Weniger säurebildende Lebensmittel zu sich nehmen, das ist die eine Seite, um den Säure-Basen-Haushalt des Körpers in ein Gleichgewicht zu bringen. Nicht zu vergessen dabei: Im Körper haben sich Säuren angesammelt, die es zu eliminieren gilt.

Die Säuren loswerden!

Regelmäßig bewegen und täglich rund 2 bis 3 Liter Flüssigkeit zu sich nehmen heißt die Devise: Wer sich regelmäßig bewegt, der verbessert die Durchblutung im ganzen Körper, atmet tiefer – und gibt somit über Atmung, Haut und Nieren die angesammelten Säuren ab.

Auch ein Anregen der Säureausscheidung über die Haut ist hilfreich: Das können Sie zum Beispiel durch regelmäßiges Bürsten, Saunen oder Bäder – unter anderem mit Zusatz von Basenpulver – erreichen.

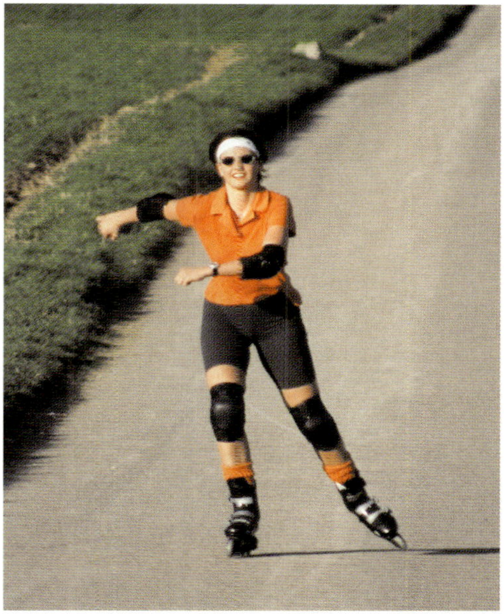

Den Stoffwechsel normalisieren

Schwierig ist es, den Säure-Basen-Haushalt in Ordnung zu bringen, wenn schon alle Organsysteme an den Grenzen ihrer Leistungsfähigkeit arbeiten und verschiedene Stoffwechselsysteme vielleicht bereits schwer beeinträchtigt sind.

Wie Sie Ihren Blutdruck – abgesehen von der Erreichung einer Säure-Basen-Balance – optimal unterstützen und regenerieren können, werden Sie nun auf den nachfolgenden Seiten im Detail erfahren.

WICHTIG

Auf Ihrem Speisezettel sollten 80 Prozent basische und nur 20 Prozent saure Lebensmittel aufgelistet sein.

Die Basendepots auffüllen

Während im Körper Säuren auch unter normalen Bedingungen immer im Überfluss vorhanden sind, sollten daher etwa 80 Prozent basische und nur 20 Prozent saure Lebensmittel (Seite 82) auf dem täglichen Speisezettel stehen.

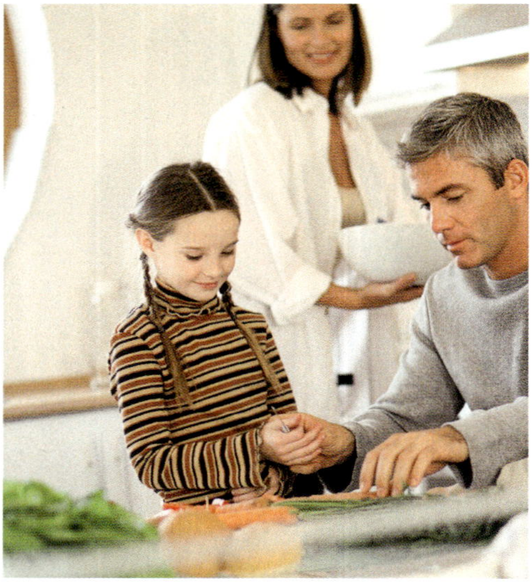

Wegen des ständigen Anfalls von Säuren im Organismus stellt dieser die so genannte Alkalireserve bereit. Mit dieser Basenreserve kann er Säureüberlastungen abpuffern. Je besser die Alkalireserve, desto besser sind einzelne Säurespitzen in den Griff zu bekommen. Bei ständigen Säureattacken macht aber auch die größte Alkalireserve irgendwann schlapp. Hier können Sie es also über Ihre Ernährung beeinflussen, wie gut das Basenpuffer-Depot in Ihrem Körper ist, denn Basen können wir nur über die Nahrung zuführen, sie bilden sich im Körper nicht selbst.

Basenmischungen

Ihr Körper ist darauf eingestellt, ständig Säuren zu entfernen, da er diese ja selbst auch ständig produziert. Ein Überangebot an Basen kommt im Körper natürlicherweise jedoch nicht vor. Eine zweiwöchige Kur mit Basenpräparaten, ein- bis zweimal im Jahr, ist daher durchaus empfehlenswert, um mitzuhelfen, die Basendepots wieder aufzufüllen. Der Königsweg hin zu einer gleich bleibend ausgewogenen Säure-Basen-Bilanz ist jedoch eine grundsätzlich basenreiche, säurearme Ernährung, den können auch Basenmischungen nicht ersetzen.

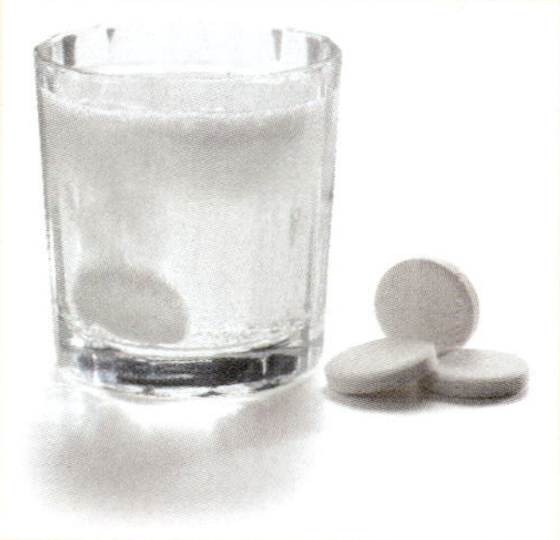

Geeignete Basenpräparate erhalten Sie in der Apotheke. Mit viel Flüssigkeit nehmen – Dosierungsvorschriften beachten! Ohne die Kontrolle eines auf die Säure-Basen-Problematik spezialisierten Arztes sollten Sie Basenpräparate nicht länger als zwei Wochen einnehmen.

Achtung

Die Aufnahme von Vitaminen ist an bestimmte pH-Werte gebunden: Zu viele Basen beeinträchtigen Ihre Vitaminversorgung.

Basenpräparate können die Nieren belasten. Nierenkranke dürfen diese nicht ohne ärztliche Kontrolle einnehmen.

Gleiches gilt, wenn Sie regelmäßig Medikamente einnehmen müssen.

Nicht jedes Basenpräparat ist gleich gut geeignet. Das einfachste basische Salz ist das Natriumbikarbonat. Mischungen mit anderen Salzen, zum Beispiel Kalziumkarbonat, Magnesiumkarbonat und Kaliumzitrat haben sich als wirkungsvoll erwiesen, weil sie daneben auch den Körper mit Kalzium und Magnesium versorgen. Basenpräparate auf Milchzuckerbasis sind fraglich, weil Milchzucker die Gärung im Darm fördert, was nicht erwünscht ist.

Unterstützende Heilpflanzen und Kräuter

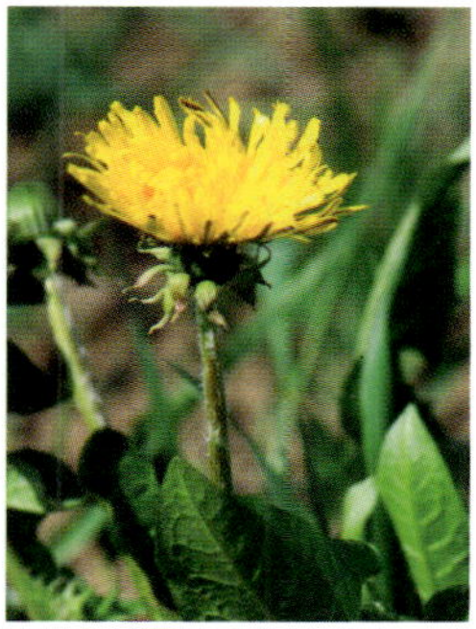

Auch verschiedene Heilpflanzen und Kräutermischungen können die Entsäuerung Ihres Körpers – eine wichtige Voraussetzung für die Normalisierung des Blutdrucks – unterstützen.

Hilfreich kann hier zum Beispiel eine Teemischung aus **Löwenzahn**, **Brennnesseln** und **Lindenblüten** sein. Der Löwenzahn regt die Entgiftung über die Leber an, die Lindenblüten wirken über die Nie-

INFO **WÄRMENDE WOHLTAT**

Kräuter-Verwöhn-Tees
3 Teile Löwenzahnkraut und je 1 Teil Lindenblüten, Melissenblätter und Kamillenblüten mit kochendem Wasser übergießen, maximal 5 Minuten ziehen lassen.

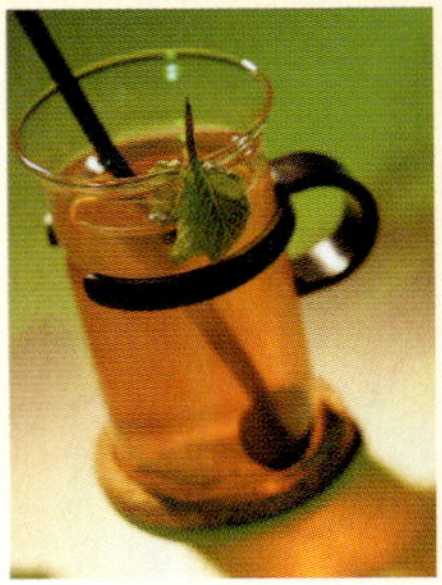

Entschlackungstee
Je 2 Teile Fenchel und Anis mit 1 Teil Kümmel mit kochendem Wasser übergießen, 3 bis 5 Minuten ziehen lassen.

Guten-Morgen-Tee
Zu gleichen Teilen Birkenblätter, Fenchel, Lindenblüten, Rosmarin und Löwenzahnwurzel mischen, mit kochendem Wasser übergießen, 3 bis 5 Minuten ziehen lassen.

Anti-Stress-Mischung
Zu gleichen Teilen Johanniskraut, Hopfenzapfen, Melissenblätter und Orangenblüten mischen, mit kochendem Wasser übergießen, 5 bis 8 Minuten ziehen lassen.

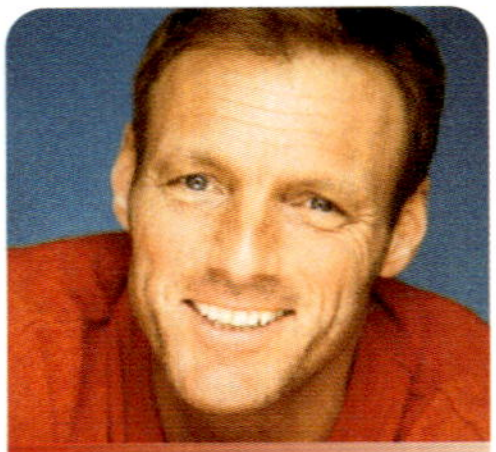

DAS HILFT!

Eine Teemischung aus Löwenzahn, Brennnesseln und Lindenblüten ist ideal, um den Körper zu entgiften.

re und die Brennnessel über die Haut. Für einen Liter Wasser benötigen Sie einen Teelöffel dieser getrockneten Kräuter – mit kochendem Wasser übergießen und 5 Minuten ziehen lassen, fertig. Ideal ist es, wenn Sie mindestens eine Kanne pro Tag davon trinken.

Extrakte aus **Eisenkraut** haben eine entwässernde Wirkung und entlasten damit den Blutdruck. Eine ähnliche entwässernde Rolle spielen auch pflanzliche Wirkstoffe aus **Birkenblättern**, **Katzenbart**, **Goldrutenkraut** und **Fenchelöl**. Diese Naturstoffe sind seit alters her bekannt und in ihrer Wirksamkeit bestätigt: Sie steigern den Harnfluss und bewirken so eine Ausschwemmung. Auch Heilkräuter wie **Bärentraube**, **Liebstöckel** und **Löwenzahn** wirken wassertreibend. Extrakte aus **Gingkoblättern** stärken die Gefäßwände und verbessern die Blutzirkulation.

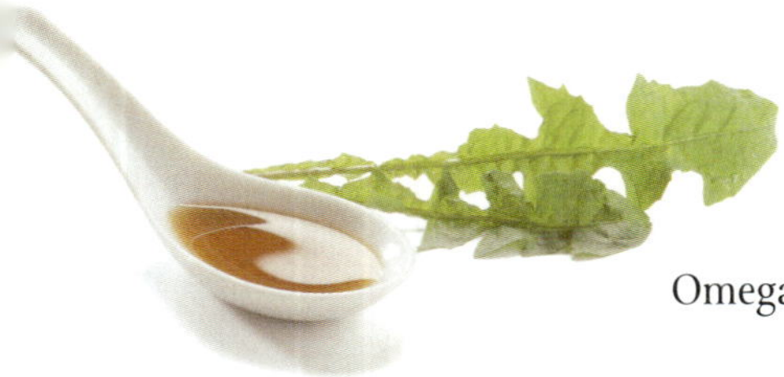

Pflanzliche Präparate mit blutdrucksenkender Wirkung, die Sie einnehmen können, enthalten zum Beispiel Artischocke, Knoblauch, Weinlaub, Flohsamen oder Heidelbeeren, und es auch Präparate mit Omega 3 Fettsäuren. Außerdem gibt es Hinweise darauf, dass

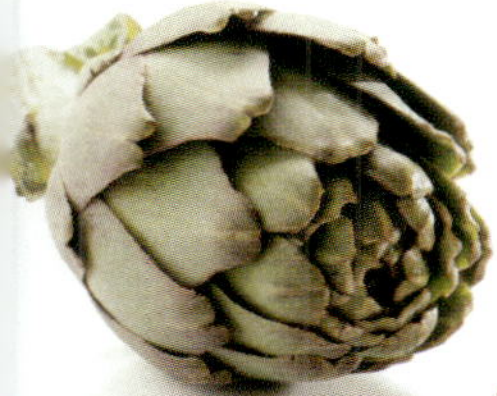

verschiedene Vitamine und Spurenelemente den Blutfettspiegel positiv beeinflussen können, so etwa die Vitamine B_5 und E sowie Chrom und Selen.

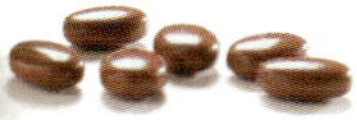

Wichtig ist bei hohem Blutdruck ist auf jeden Fall auch die Aufnahme von Antioxidanzien und entzündungshemmenden Schutzstoffen. Das sind Wächterstoffe, die der Körper benötigt, um sich gegen den aggressiven Sauerstoff zu schützen.

Oxidativer Stress entsteht bei den verschiedensten Prozessen im Körper, unter anderem wird er durch ein übersäuertes Milieu gefördert. Antioxidantien können den zerstörenden Einfluss abfangen, bevor größerer Schaden entstehen kann. Durch ihre regulierende Eigenschaft kommt ihnen eine wichtige vorbeugende Wirkung zu. Zu diesen antioxidativ wirkenden Schutzstoffen gehören neben den bekannten Vitaminen A, C, und E mehr als 5000 verschiedene Moleküle pflanzlicher Herkunft, wie zum Beispiel Flavonoide und Tannine. Wichtig ist die Gesamtheit des Prozesses und nicht die isolierte Einzelwirkung. Die Zufuhr eines vielfältigen Angebotes an Antioxidanzien ist deshalb auch bei einem gestörten Fettstoffwechsel wichtig. Unter anderem erfüllt diese Voraussetzungen die tibetische Kräutermischung Padma 28.

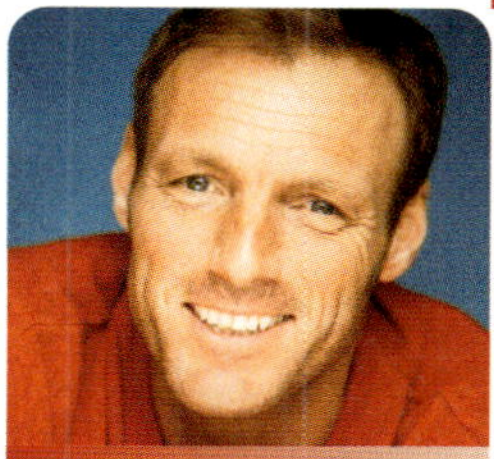

DAS HILFT!

Artischocke, Knoblauch, Weinlaub, Flohsamen, Heidelbeere und Omega-3-Fettsäuren helfen, den Blutfettspiegel zu senken. Auch Vitamine und Spurenelemente sollen hilfreich sein

Antioxidanzien sind bei zu hohem Blutdruck wichtig. Eine gute Kombination davon findet sich in der tibetischen Kräutermischung Padma 28.

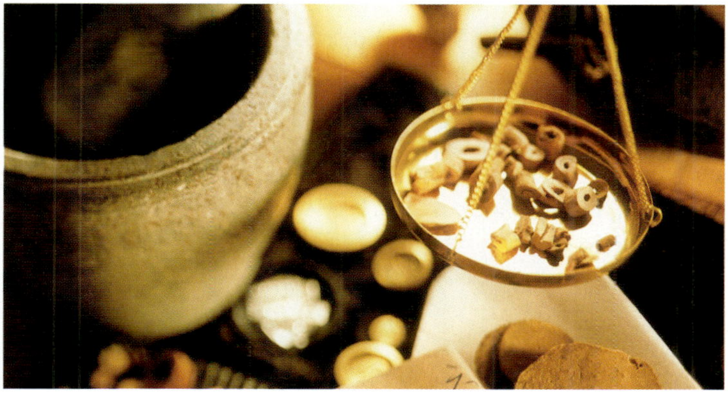

Mit äußerlichen Anwendungen entsäuern

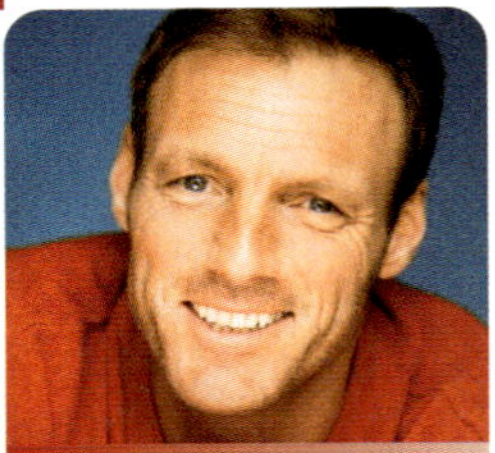

Das hilft!

Schwitzen in der Sauna. Da rinnt nicht nur der Schweiß, da verlassen zusammen mit ihm auch Säuren unseren Körper.

Wenn möglich, dann sollten Sie sich zur Unterstützung der Entsäuerung Ihres Körpers immer mal wieder einen Saunabesuch gönnen. Schielen Sie dabei jedoch nicht auf den Gewichtsverlust! In der Sauna schwitzen Sie, verlieren viel Wasser und daher auch Gewicht. Doch das ist schnell wieder da, wenn Sie trinken. Und das sollen Sie nach dem Saunabesuch ausgiebig. Wichtig beim Saunieren ist, dass Sie mit dem Schweiß Säuren aus dem Körper entfernen, also von innen heraus entschlacken.

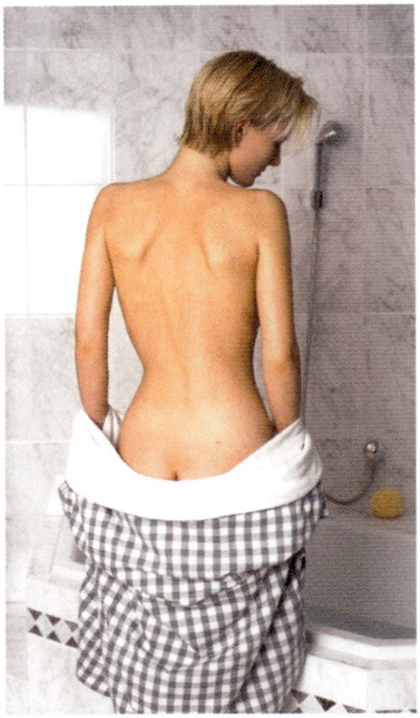

Achtung — **Regeln für die Sauna**

- Nicht übertreiben. Beginnen Sie mit rund 8 Minuten auf einer der unteren Bänke. Wenn Sie dies gut vertragen, können Sie die Zeit langsam auf 15 Minuten steigern.
- Trinken Sie nicht zwischen den Gängen, das mindert den Entschlackungseffekt.
- Trinken Sie ausgiebig nach der Sauna. Günstig ist Mineralwasser oder eine Mischung im Verhältnis 1:3 aus Apfelsaft und Mineralwasser. So ersetzen Sie die mit Schweiß verloren gegangenen lebenswichtigen Mineralstoffe wieder.
- Kühlen Sie zuerst an der Luft ab, dann unter der Schwallbrause oder im Tauchbad.
- Zwischen den Saunagängen halten Sie immer eine etwa 20-minütige Ruhepause ein, in der Sie sich ausreichend abkühlen sollten.
- Nach dem letzten Saunagang ist noch eine halbe Stunde erholsames Liegen angesagt, bevor Sie wieder in den Alltag starten.
- Essen danach? Am besten eine warme Suppe. Die führt Ihnen die verlorene Flüssigkeit und die ausgeschwitzten Mineralstoffe wieder zu.

Wickel zum Entgiften

Leber- und Leibwickel wirken nicht nur entspannend, sie entsäuern und entschlacken auch Ihren Körper über die Haut und fördern auf diese Weise sowohl Ihren Kreislauf als auch Ihre Fitness.

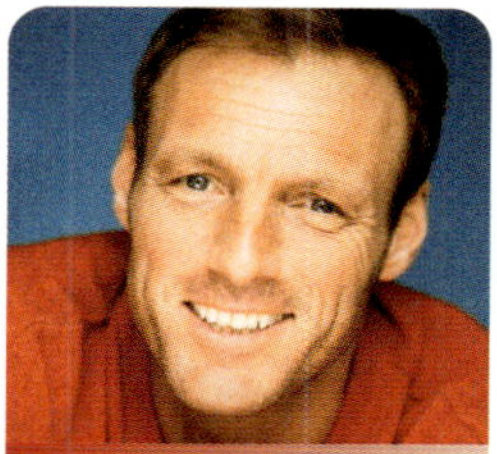

Das Hilft!

Wickel wirken entspannend, entsäuernd und entschlackend.

Leberwickel

Dieser Kneippwickel besteht aus drei Lagen: einem Leintuch, das angefeuchtet wird, einem Baumwoll-(Frottee-)tuch, das darüber geschlagen wird und abschließend einem etwas kleineren Wolltuch, damit der ganze Wickel schön hält.

Am besten ist es, wenn Sie den Leberwickel täglich machen und zwar am besten vor oder nach dem Essen.

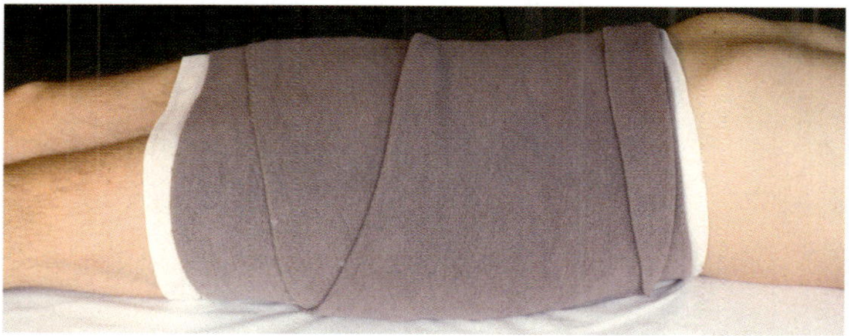

Leberwickel – vor oder nach dem Essen, und das möglichst täglich.

So machen Sie einen Leberwickel

Den Wickel mit warmem Wasser anfeuchten und glatt unter dem rechten Rippenbogen auf die Haut auflegen. Darüber legen Sie – ebenso glatt – ein Baumwolltuch. Dann das Wolltuch darüber legen.

Größe: Für eine Leberpackung sollte das Paket mindestens die Größe von drei Handbreit haben. Als Wickel reicht die Größe von einer Handbreit oberhalb des Rippenbogens bis in Höhe der Beckenknochen.

Leibwickel

Der große Bruder des Leberwickels, der Leibwickel, besteht auch aus drei Lagen: zuunterst ein großes Leintuch, das angefeuchtet wird, ein Baumwolltuch oder großes Saunafrotteetuch, das darüber geschlagen wird, und abschließend darüber ein etwas schmäleres Wolltuch.

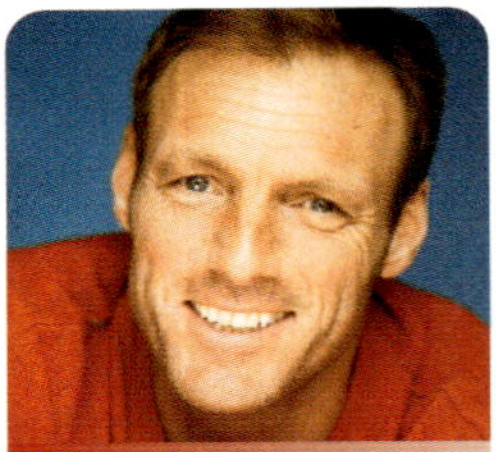

Das Hilft!

Der Leibwickel bringt Stoffwechsel und Blutzirkulation auf Trab.

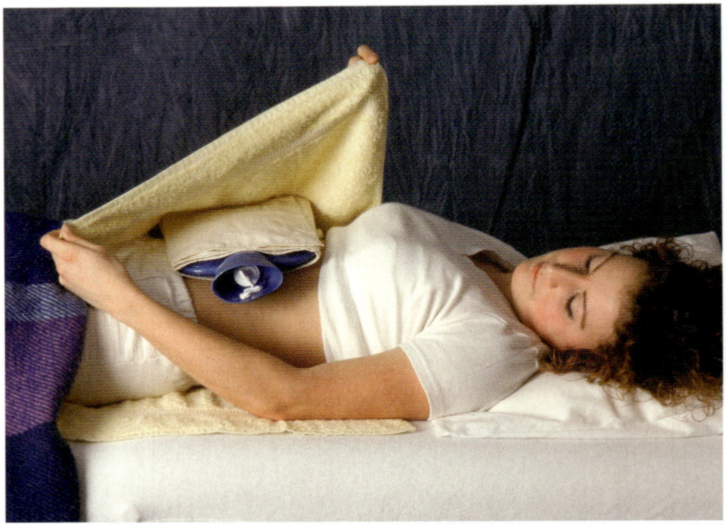

Der Leibwickel regt den Stoffwechsel und die Blutzirkulation stark an. Mehr als ein- bis zweimal pro Woche sollte er jedoch nicht angewendet werden.

Praxis – So machen Sie einen Leibwickel

Feuchten Sie ein Leintuch mit kaltem oder warmem Wasser an. Wickeln Sie sich das Tuch ganz um den Leib, so dass es vom Hals bis zur Leiste reicht. Darüber kommt das Baumwolltuch, dann die Wolldecke. Das sorgt zunächst für wohlige Wärme.

Der warme Wickel kühlt zunächst etwas ab. Nach spätestens 20 Minuten erwärmt er sich jedoch und lässt Sie schließlich regelrecht dünsten. Diese Wärme sollten Sie drei viertel bis zwei Stunden aushalten.
Ruhen Sie sich anschließend aus.

Bäder

Wärme wirkt entspannend – zumal dann, wenn sie in Form eines Bades zugeführt wird und Sie als Badezusätze pflanzliche Essenzen verwenden. Beachten Sie dabei: Für den Kreislauf ist es schonender, wenn Sie statt eines Vollbades ein so genanntes Dreiviertelbad machen. Das Wasser, das nicht über 39 °C haben sollte, reicht hierbei nur bis etwa zur Hälfte des Brustkorbs.

Die Badedauer von rund 15 bis 20 Minuten können Sie einmal pro Woche auch auf eine halbe Stunde ausdehnen – so wird daraus ein entsäuerndes Auslaugbad: Geben Sie 2 EL Natriumbikarbonat (aus der Apotheke) oder Kaisers Natron in das Badewasser. Cremen Sie nach dem Bad Ihre Haut wieder gut ein!

WICHTIG

Wer mit dem Kreislauf Probleme hat, der sollte statt eines Vollbades auf jeden Fall nur ein Dreiviertelbad nehmen.

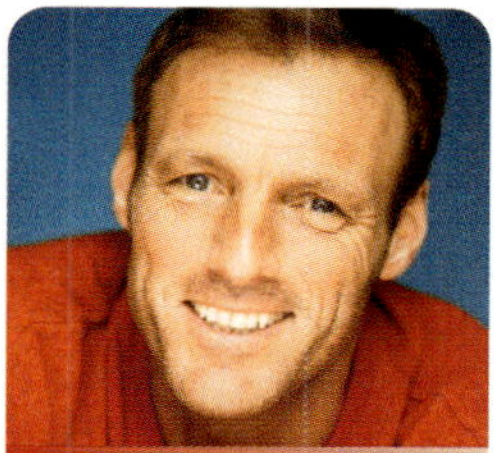

DAS HILFT!

Entsäuerndes Auslaugbad: 2 EL Natriumbikarbonat oder Kaisers Natron in das Badewasser geben und die Badezeit auf 50 Minuten strecken.

Wechselbäder und Wechselgüsse

Wechselwarme Güsse und Bäder steigern die örtliche Durchblutung der jeweiligen Hautregionen. Darüber hinaus beeinflussen sie aber auch die benachbarten Organe.

Ein Armguss beispielsweise spricht auch die Atmung an – und so wird die Lunge als Säureventil angeregt. Knie- und Schenkelguss wirken auf Niere und Blase und beeinflussen auf diese Weise auch das Gleichgewicht von Säure und Base im Körper. Achten Sie aber darauf, sich danach wieder gut aufzuwärmen.

Güsse und Wechselbäder beeinflussen das Gleichgewicht von Säuren und Basen im Körper.

Wechselarmguss

Wir beginnen am rechten Arm: Führen Sie den 36 bis 38 °C warmen Wasserstrahl über den Handrücken an der Außenseite des Armes

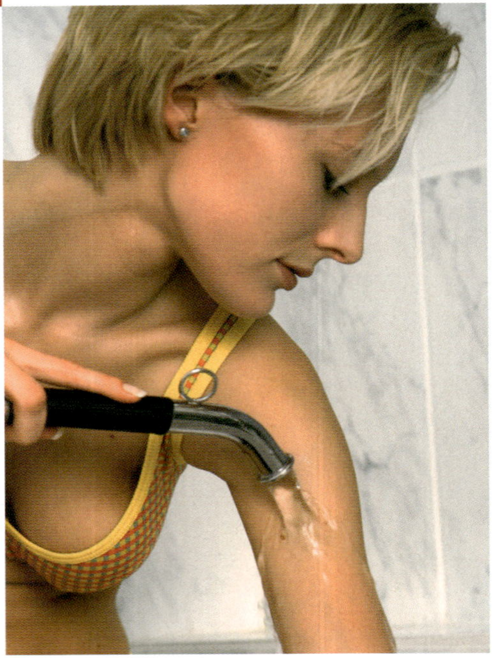

hinauf bis zur Schulter. Dort kurz verweilen und dann an der empfindlicheren Arminnenseite wieder bis zum Handgelenk zurückgehen. In gleicher Weise verfahren Sie anschließend am linken Arm.

Die Haut sollte nun an beiden Armen gut durchblutet und leicht gerötet sein. Die Arme müssen sich warm anfühlen. Erst dann beginnen Sie mit dem Kälteguss.

Für den Kälteguss müssen Sie das Wasser auf etwa 12–18 °C einstellen. Der Guss wird dann, wie beim Warmguss, zügig durchgeführt: erst am rechten, dann am linken Arm. Danach wiederholen Sie Warm- und Kaltguss an beiden Armen.

Nun sollten Sie sich erfrischt fühlen. Lassen Sie das Wasser auf der Haut von selbst verdunsten. Sie können die Arme ein wenig auspendeln. So erfrischt Sie die Verdunstungskälte auf der Haut noch zusätzlich. Zum Schluss sind beide Arme sehr gut durchblutet und erwärmen sich sofort wieder.

WICHTIG

Den Wechselarmguss bei Herzbeschwerden, Durchblutungsstörungen und Organschäden des Oberkörpers nur mit Vorsicht anwenden.

Wechselarmgüsse und Wechselarmbad regen die Durchblutung an, die Entschlackung wird gefördert.

Wechselarmbad

Noch einfacher als der Wechselarmguss ist das Wechselarmbad, denn dafür benötigen Sie nur ein Waschbecken. Der Effekt ist jedoch etwa der gleiche: Auch hier wird durch eine vermehrte Durchblutung auch der feinsten Äderchen eine Entschlackung gefördert.

Ziehen Sie sich nicht zu luftig an und sorgen Sie für einen Stuhl, auf dem Sie bequem sitzen können, während Sie Ihre Arme in das Waschbecken halten. Füllen Sie das Waschbecken mit 36 bis 38 °C warmem Wasser, eine Wanne oder idealerweise ein zweites Waschbecken mit 18 °C kaltem Wasser. Legen Sie nun beide Arme für etwa 5 Minuten in das warme Wasser und entspannen Sie dabei Nacken und Schultern.

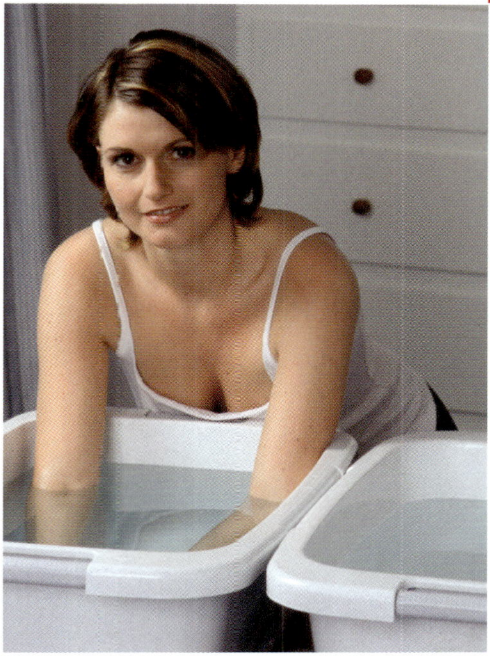

Jetzt die Arme in das kalte Wasser legen. Meistens sind 10 Sekunden ausreichend, bis die Kälte deutlich spürbar wird. Und nun folgt die Wiederholung: wiederum 5 Minuten warmes Armbad, dann 10 Sekunden kaltes Armbad.

Streifen Sie das Wasser ab, ohne sich richtig abzutrocknen. So steigern Sie den Kältereiz und die danach folgende Wärmereaktion des Körpers. Je nach Jahreszeit können Sie auch den kalten oder warmen Anteil des Wechselbades verlängern.

Wenn Sie beim Wechselarmbad Herzklopfen, ein Gefühl der Enge oder Schwindelgefühle bekommen, unterbrechen Sie sofort die Anwendung. Legen Sie sich warm zugedeckt hin, und atmen Sie ruhig und gleichmäßig durch, bis es Ihnen wieder besser geht.

WICHTIG

Das Wechselarmbad ist nicht für Sie geeignet, wenn Sie dabei Herzklopfen, ein Gefühl der Enge oder Schwindelgefühle bekommen.

Schenkelguss

Mit dem Schenkelguss lassen sich deutliche Symptome einer Übersäuerung, wie zum Beispiel die Verstopfung, behandeln.

Stellen Sie das rechte Bein in die Dusche oder in die Badewanne (Achtung: Rutschgefahr durch einen Rost ausschließen!). Beginnen Sie vom Fußrücken entlang der Außenseite des Beines an aufwärts bis zur Leiste, den sanften Wasserstrahl erst über den Fuß, dann

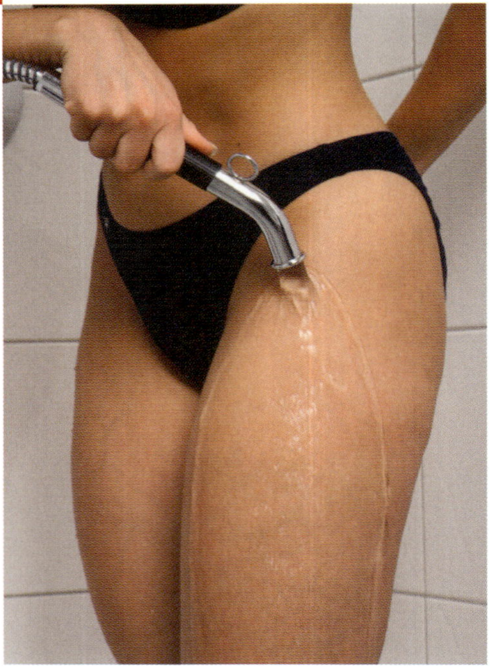

Der Schenkelguss wirkt gut bei einer Verstopfung, die von einer Übersäuerung herrührt.

über den gesamten Schenkel fließen zu lassen. Die Wassertemperatur sollte 36 bis 38 °C sein. Gehen Sie danach mit dem Wasserstrahl an der Innenseite des Schenkels abwärts von der Leiste wieder bis zum Fußknöchel.

Beginnen Sie nun mit dem linken Bein in der beschriebenen Art. Stellen Sie dabei den rechten Fuß auf einen trockenen Untergrund, so kühlt er nicht so schnell aus, und auch die Rutschgefahr ist geringer.

Nach dem fünf- bis zehnminütigen Wärmeguss sollten beide Beine gut durchblutet und warm sein. Jetzt folgt, wie schon beim Wärmeguss beschrieben, 18 °C kaltes Wasser. Dieses führen Sie allerdings nur ganz kurz bis zur Leiste und wieder zurück, dann wechseln Sie zum linken Bein. Zum Schluss beide Fußsohlen mit kaltem Wasser abgießen. Wiederholen Sie Warm- und Kaltguss und ruhen Sie sich nach dem Schenkelguss aus.

Wichtig

Wenn Sie unter Nieren- und Harnwegsinfektionen leiden oder leicht frieren – keinen Schenkelguss durchführen. Auch während der Menstruation ist er nicht empfehlenswert.

Güsse: Ganz individuell anpassen

Die bekannten Kneippschen Güsse stellen insbesondere für den häuslichen Gebrauch eine hervorragende Möglichkeit dar, sich abzuhärten und chronische Beschwerden zu behandeln. Sie alle brauchen nur wenige Minuten Zeit. Alle Güsse zielen auf eine stabilisierende Wirkung im Wärmehaushalt und es werden auch ganz gezielt Organsysteme angesprochen. Die generelle Regel dabei ist: Soviel Wärme wie nötig und soviel Kälte wie möglich. Passen Sie also die Güsse ganz Ihren Bedürfnissen an.

Die ideale Ernährung – die optimalen Bestandteile

Nicht verzichten, sondern zu den richtigen Nahrungsmitteln greifen lautet die Devise, wenn Sie etwas für sich und Ihren Bluthochdruck tun möchten. Welche Lebensmittel Ihnen besonders gut tun und bei welchen Sie eher vorsichtig sein sollten, das lesen Sie auf den nachfolgenden Seiten und auch, wie Sie mit Ballaststoffen, Kohlenhydraten und Säurebildnern umgehen sollten.

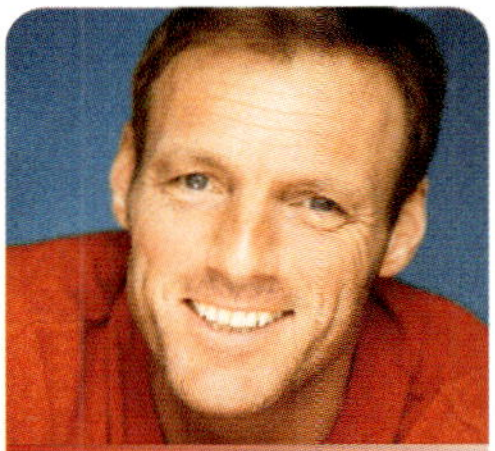

DAS HILFT!

Obst, Gemüse und vollwertiges Getreide bringen den Darm auf Trab und senken den Bluthochdruck.

Wichtig: viel Ballaststoffe

Obst, Gemüse und vollwertiges Getreide haben einen besonderen Vorteil: Sie gehören zu den ballaststoffreichen Nahrungsmitteln. Und derartige Kost hat eine Reihe von Vorzügen. Sie muss länger und intensiver gekaut werden – das bereitet die Nahrung besser für die Verdauung vor und entlastet Darm, Leber und Galle. Durch das Quellvermögen und die Faserstoffe regt die ballaststoffreiche Nahrung die Darmwände zur Arbeit an – die Darmfunktion wird aktiviert.

Nicht zuletzt trägt diese Kostform auch zur Senkung des Arterioskleroserisikos bei. Denn die freien Gallensäuren binden sich im Darm an die Ballaststoffe und werden dann auf natürliche Weise mit dem Stuhl ausgeschieden. Dadurch wird verhindert, dass zu viel Cholesterin neu produziert wird, das sich dann an die durch Bluthochdruck geschädigten Arterienwände anlagert.

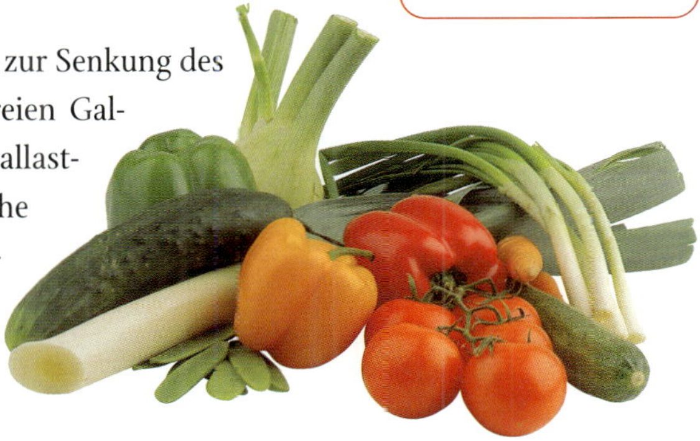

ACHTUNG **REICHLICH BASISCHES**

Essen Sie zum Sattwerden Nahrungsmittel aus dem basischen Bereich: Das heißt vor allem reichlich Obst und Gemüse. Idealerweise sollte es roh oder gedünstet und nicht fettreich angerichtet sein. Bei Getreideprodukten sollten Sie vor allem auf Vollkornbrot, Vollkornteigwaren oder naturbelassene Getreidesorten setzen.

Vermeiden: Säurebildner und Fett

WICHTIG

Bereits ein Eidotter enthält etwa die Cholesterinmenge, die pro Tag nicht überschritten werden sollte. Das Frühstücksei sollte also die Ausnahme sein.

Mageres Geflügel, Fleisch oder Fisch können Sie gemeinsam mit reichlich Basenspendern durchaus zwei- bis dreimal pro Woche genießen. Ihr Körper braucht das darin enthaltene Eiweiß. Verzichten Sie aber möglichst auf Wurst, denn sie enthält besonders viel Fett.

Mageres Fleisch, wie Huhn oder mageres Rind sollten Sie fetten Fleischstücken vorziehen. Wenig empfehlenswert sind auch Speck, Gans, Sülzen und Pasteten oder Blut- und Leberwurst.

Und: Paniertes oder scharf gebratenes Fleisch ist nicht nur fettreicher, sondern auch schwerer verdaulich.

Tierische Lebensmittel sind nicht nur Ihrer Säure-Basen-Balance abträglich, sondern dem Bluthochdruck ganz allgemein: Cholesterin ist in tierischen Fetten enthalten, also in Fleisch- und Wurstwaren, Eiern, Innereien, Krusten- und Schalentieren.

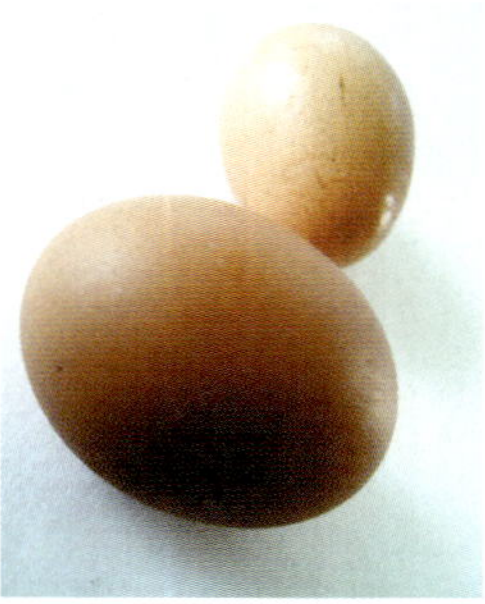

Fett versteckt sich aber nicht nur in Fleisch und Wurst sondern auch in Milch und Milchprodukten. Empfehlenswert sind hier fettarme Milch, Kefir, Dickmilch, Buttermilch, fettarmer Joghurt, Magerquark, Magerkäse oder Hüttenkäse, gelegentlich auch ein fettreduzierter Käse bis 30 Prozent. Vermeiden sollten Sie Vollmilch, Kaffeesahne, Sahnejoghurt, Crème fraîche und fettreiche Käsesorten über 40 Prozent.

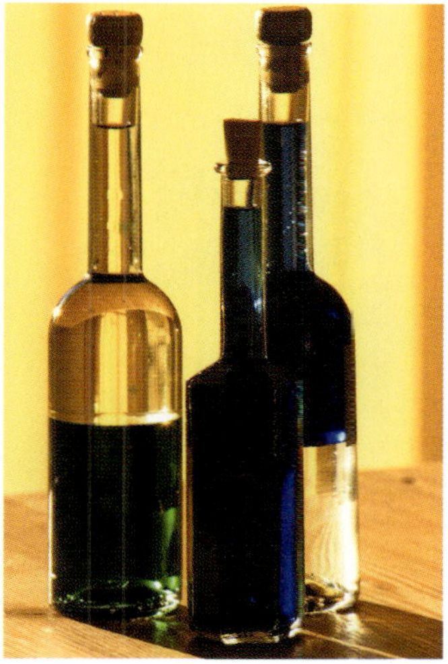

Fett im Essen erscheint schnell als Fett am Körper – und als Fett im Körper in Ihrem Cholesterinspiegel. Fett ist kein „Sattmacher", wie man früher immer meinte. Allerdings ist es ein Aromaträger – deshalb empfinden viele Menschen fette Gerichte als besonders geschmackvoll. Doch Fett am Essen schmeckt ebenso wie Fett im Essen und belastet weniger. Also lieber ein paar Pellkartoffeln als Pommes frites voll von triefendem Fett.

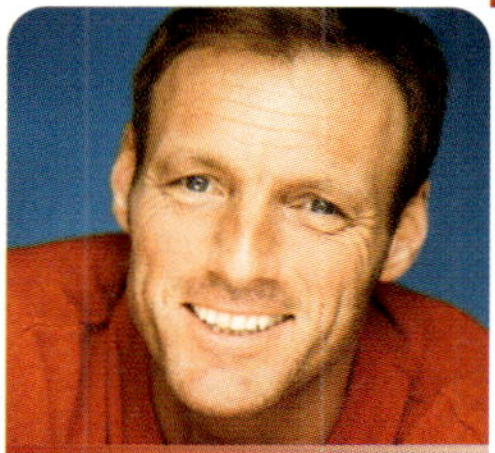

DAS HILFT!

Pflanzliche Fette wie Sonnenblumenöl, Rapsöl, Olivenöl oder Maiskeimöl haben einen hohen Anteil an ungesättigten Fettsäuren, die den Bluthochdruck positiv beeinflussen.

Im Rezeptteil (siehe Seite 102ff.) finden Sie gesunde Rezepte. Dort sehen Sie, wie Sie nicht völlig auf Fett verzichten müssen und dank anderer frischer Zutaten wie Gemüse und Kräuter erfolgreich und mit sehr viel Genuss und Gaumenfreude Fett vermeiden können.

VIEL UND RICHTIG TRINKEN

INFO

Trinken Sie drei bis fünf Liter Mineralwasser oder Kräutertee pro Tag, aber möglichst wenig Kaffee oder Schwarztee. Weniger säuernd, aber dennoch etwas anregend, sind Mate- und grüner Tee.

Auch auf zuckerhaltige Limonaden sollten Sie verzichten. Und bei Alkohol gilt, wie so oft im Leben: In Maßen und gelegentlich genussvoll ist völlig in Ordnung, aber vermeiden Sie auch hier ein Zuviel. Denn Alkohol treibt den Blutdruck nach oben!

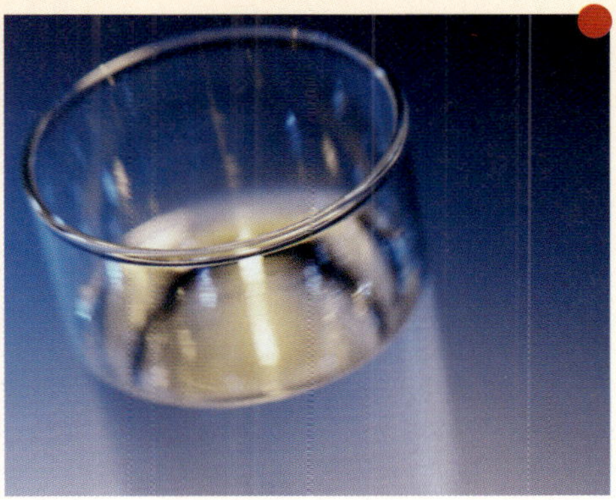

ACHTUNG **SNACKS – DIE GROSSE VERLOCKUNG**

Schnellimbiss-Restaurants, Würstchenbuden, Pizzaverkäufer und Kioske: Fastfood und Snacks sind nicht nur bei Jugendlichen äußerst beliebt.

All denjenigen, die zu „knapp an Zeit sind", um eine richtige Mahlzeit zu essen, dienen sie nicht selten als verlockende Alternative. Doch von zu stark gewürztem Fastfood, Currywurst, stark Gesalzenem wie Pommes frites oder sehr Süßem, essen wir automatisch zu viel.

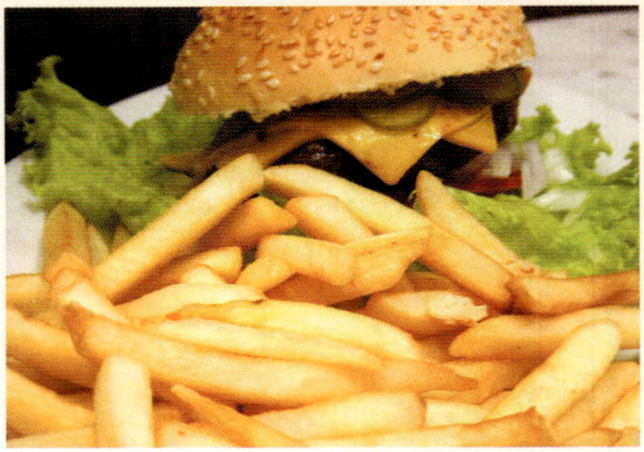

Gesundheit aus dem Wasser

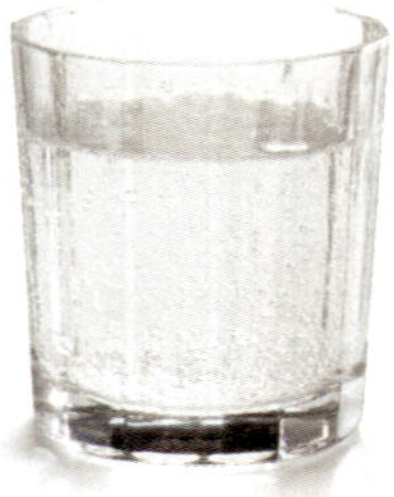

Auch wenn Sie generell mit säurebildengen Lebensmitteln wie Fleisch oder Fisch eher zurückhaltend sein sollten, ist es bei erhöhtem Blutdruck doch günstig, etwa zwei Mal pro Woche Mahlzeiten mit frischem Seefisch einzuplanen: Denn er enthält spezielle Fettsäuren, die den Blutdruck senken und sich günstig auf Gefäßerkrankungen auswirken können

Achten Sie in Zukunft darauf und denken Sie daran: Die Gerichte der Säure-Basen-Diät ermöglichen es Ihnen, wieder Ihren natürlichen Sättigungsreflex wahrzunehmen und sich dadurch rundum besser zu ernähren.

Der Salzverbrauch ist in unseren Breiten sehr hoch. Etwa zehn bis zwölf Gramm nehmen wir im Durchschnitt täglich zu uns. Bei Bluthochdruck sollten Sie aber maximal drei bis fünf Gramm Kochsalz aufnehmen.

Salz in Maßen

Schon 2000 vor unserer Zeitrechnung wussten chinesische Ärzte, dass Salzgenuss den „Puls hart macht". In Bevölkerungen, die kaum Kochsalz verwenden, gibt es auch sehr wenig Bluthochdruck. Bei etwa der Hälfte der Hypertoniker vermuten Experten eine Störung im Natriumhaushalt. Liegt eine solche Überempfindlichkeit vor, bindet das Natrium Wasser im Körper, in den Arterien nehmen das Blutvolumen und damit auch der Blutdruck zu.

Natrium in Lebensmitteln: Tipp

Lebensmittel	Sehr wenig	wenig	viel	Sehr viel
Frischobst	x			
Frischgemüse		x		
Kartoffeln	x			
Hülsenfrüchte	x			
Vollreis	x			
Weizenkeime	x			
Ungesäuertes ungesalzenes Fladenbrot	x			
Geflügel		x		
Frischfleisch		x		
Frischfisch		x		
Milch, Buttermilch, Quark		x		
Molke		x		
Gemüsekonserven			x	
Sauerkraut			x	
Brot- und Backwaren			x	
Gesalzener Käse				x
Speck, Wurstwaren, Rohschinken, Würstchen, Fleischkonserven				x
Salzhering, Matjes, Ölsardinen, Bückling				x

ACHTUNG – SALZ SPAREN

Salz zu sparen ist gar nicht so schwierig, wie es auf den ersten Blick vielleicht scheint. Denn auch mit weniger Salz müssen Speisen keineswegs fad schmecken. Attraktive Würzalternativen sind unter anderem Zitrone, frischer Meerrettich, Zwiebel, Knoblauch und Kräuter. Auch mit kräftig schmeckenden Ölen oder Kräuteressig kann man Speisen fein aromatisieren.

Einige Tipps zum Salzsparen:

- Verbannen Sie flüssige Würzmittel und Instantbrühen aus Ihrer Küche.
- Verwenden Sie salzfreie Gewürzmischungen aus dem Reformhaus.
- Ziehen Sie auf dem Fensterbrett, dem Balkon, der Terrasse oder im Garten frische Kräuter, die Sie großzügig einsetzen können.
- Köstliche Würzalternativen in vielen Gerichten sind Curry – sofern die Currymischung nicht Salz enthält – , Paprika, Knoblauch, Zwiebel, Nelken, Muskat, Ingwer, Pfeffer, Kardamom, Kümmel, Kreuzkümmel.
- Fragen Sie beim Einkaufen immer nach salzarmem oder salzlosem Brot.
- Verwenden Sie keine Konserven oder Fertiggerichte, sie enthalten immer Salz. Bei Tiefkühlgemüse sollten Sie darauf achten, ob nicht eine gesalzene Sauce beigegeben ist.
- Vermeiden Sie natrium- und chloridhaltiges Mineralwasser und nehmen Sie stattdessen lieber natriumarmes Mineralwasser oder Leitungswasser.
- Verzichten sie auf salzreiche Lebensmittel wie Gepökeltes, Wurst oder gesalzene Knabbereien, Salzgurken, Räucherfische, gesalzene Fischkonserven, Salzhering, Bismarckhering, gesalzene Frisch- und Schmelzkäse, Fertigdressings, gesalzenes Tomatenmark oder gesalzenen Senf.

Um den Salzkonsum zu reduzieren reicht es allerdings nicht, einfach nur weniger oft zum Salzstreuer zu greifen: Etwa 50 Prozent der üblichen Aufnahme von Kochsalz kommt zum Beispiel aus Brot- und Backwaren. Sie sollten sich daher angewöhnen, den Natriumgehalt von Lebensmitteln genauer unter die Lupe zu nehmen. Konserven zum Beispiel sind häufig extrem salzhaltig.

Übrigens ist es nicht nur die Menge an Natrium, die einen Einfluss auf den Blutdruck hat, sondern auch das Verhältnis von Natrium und Kalium spielt eine Rolle. Denn Kalium ist der „Gegenspieler“ von Natrium und senkt den Blutdruck. Neben Kalium dürften auch Magnesium und Kalzium die blutdrucksteigernde Wirkung von

Kalium schwächen. All diese Mineralstoffe sollten daher in Ihrer Nahrung eine wichtige Rolle spielen.

Langsame Kohlehydrate bevorzugen

Wichtig im Zusammenhang mit einem erhöhten Blutdruck ist es auch, den Zuckerverzehr zu verringern. Ein hoher Zuckerkonsum begünstigt nämlich – über den dadurch ansteigenden Insulinspiegel hinaus –auch eine gesteigerte Fett- bzw. Triglyzeridproduktion in der Leber.

Komplexe Kohlenhydrate, die vor allem in Vollkornprodukten und im Gemüse enthalten sind, helfen, einen hohen Blutdruck zu senken.

Viel günstiger als schnell ins Blut übergehender Zucker sind die so genannten komplexen Kohlehydrate, wie sie vor allem in Vollkornprodukten oder im Gemüse enthalten sind. Dabei werden auch viele Ballaststoffe mitgeliefert, die den Blutzuckeranstieg bremsen, und damit den Blutdruck senken helfen, indem sie im Darm Gallensäure binden und daran hindern, zur Leber zurückzukehren.

Lebensmittel, die Sie sich gönnen sollten

Generell gilt bei einem erhöhten Blutdruck: Nehmen Sie viel basenspendendes Obst und Gemüse zu sich. Bluthochdruck ist bei Vegetariern sehr selten anzutreffen. Ballaststoffe in Obst, Gemüse und Vollgetreide können erhöhte Blutdruckwerte senken helfen. Besonders günstig wirken sich Ballaststoffe aus Äpfeln, Zitrusfrüchten und anderem Obst auf den Blutdruck aus.

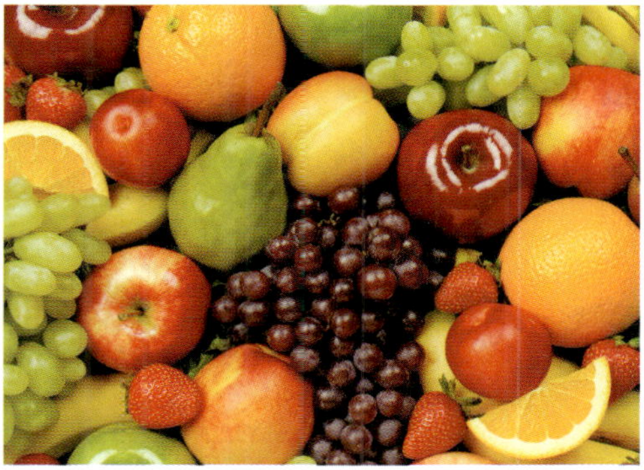

Blutdruckfreundliches Obst

Apfel und Aprikose – zwei Allroundtalente für unseren Körper.

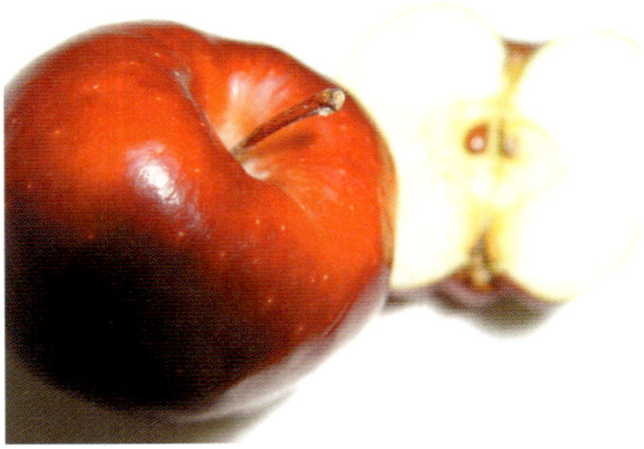

Wegen ihres hohen Kaliumgehalts werden **Avocados** Sportlern oft als regelrechte „Kraftnahrung“ empfohlen: Eine Frucht deckt schon die Hälfte des Tagesbedarfs an Kalium. Doch dieser Mineralstoff ist nicht nur für körperlich Aktive empfehlenswert: Eine kaliumreiche Ernährung kann auch zu einer Senkung von Bluthochdruck beitragen.

Mit seinen Karotinoiden, ungesättigten Fettsäuren und viel Magnesium ist der **Apfel** ein ideales Obst für Menschen mit einem erhöhten Blutdruck. Die Karotinoide schützen unter anderem die Zellen vor freien Radikalen.

Auch die **Aprikose** ist ein wahres Allroundtalent für den ganzen Körper. Das schmackhafte Steinobst enthält viele Vitalstoffe wie Karotinoide, Querzetin und Salyzilsäure, und hat einen hohen Gehalt an den Mineralstoffen Kalzium und Kalium, die den Blutdruck senken helfen. Viel Kalium enthalten übrigens auch einige andere Obstsorten, darunter Bananen, Datteln und Feigen.

Brombeeren sind reich an Vitaminen und Mineralstoffen. Sie enthalten viel Kalzium, mehr als alle anderen Beerensorten, und sind reich an Kalium. Das in Brombeeren reichlich enthaltene Pektin gilt als allgemein kräftigend und entschlackend. Insgesamt kräftigen die Nährstoffe der Brombeeren die Gefäßwände und sind daher bei Bluthochdruck günstig.

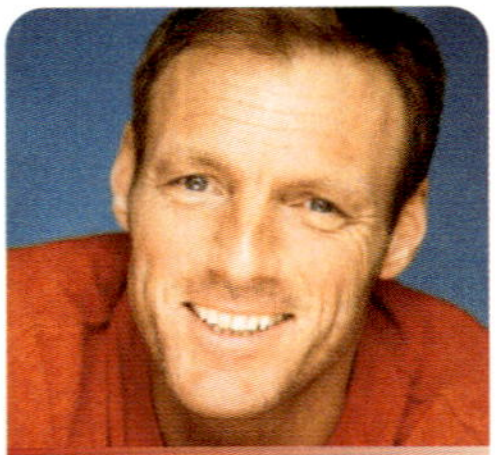

DAS HILFT!

Avocados helfen, hohe Blutdruckwerte zu senken. Vitamine aus dem B-Komplex regeln wichtige Abläufe im Stoffwechsel wie den Auf- und Abbau von Kohlehydraten, Eiweißen und Fetten.

Diese Gemüsesorten tun gut

Kartoffeln sind nicht nur wertvolle Basenlieferanten, sondern darüber hinaus bei einem erhöhten Blutdruck auch sonst rundum für

Sie gesund. Vorausgesetzt allerdings, sie kommen nicht als Pommes oder Chips auf den Tisch, sondern als Pellkartoffeln oder Ofenkartoffeln. Dann sie haben kein Fett, aber dafür jede Menge Vitamine und Mineralstoffe – vor allem das bei Bluthochdruck besonders wichtige Kalium. Außerdem haben sie eine leicht entwässernde Wirkung. Das gilt übrigens für eine ähnliche, in unseren Breiten leider etwas in Vergessenheit geratene Knolle – nämlich Topinambur.

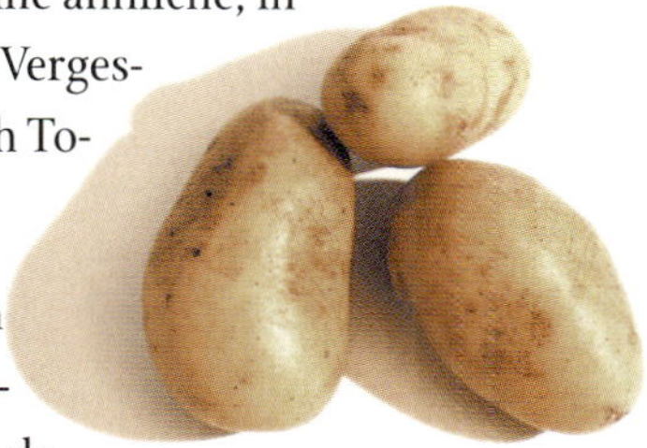

Auch **Spargel** regt mit seinen Bitterstoffen nicht nur die Gallentätigkeit an, sie sorgen auch dafür, dass die Wasserausscheidung gut funktioniert und sorgen damit auch für eine Blutdruckentlastung. So hilft Spargel dabei, dass Schlacken und Giftstoffe aus dem Körper entsorgt werden. Auch Artischocken, Fenchel, Sellerie und Zucchini fördern Entwässerung und Entschlackung, binden Säuren und führen sie ab.

Knoblauch schmeckt nicht nur gut, er enthält auch wertvolle Pflanzenstoffe mit blutdrucksenkender Wirkung, vor allem Allicin. Ähnlich wie beim Knoblauch findet man auch im Bärlauch eine große Anzahl verschiedener Schwefelverbindungen im ätherischen Öl. Wichtige weitere Vitalstoffe sind Flavonoide, Fructosane und reichlich Vitamin C sowie Magnesium, Mangan und Eisen. In der Volksmedizin gilt Bärlauch ebenso wie Knoblauch als bewährtes Mittel gegen Arteriosklerose und Bluthochdruck.

Zwiebeln enthalten nicht nur viele Vitamine, Mineralstoffe und die bioaktiven Flavonoide, sondern auch einen viel höheren Anteil an Querzetin als andere Gemüse. Dieser Biostoff senkt die Blutfettwerte und macht das Blut dünnflüssiger.

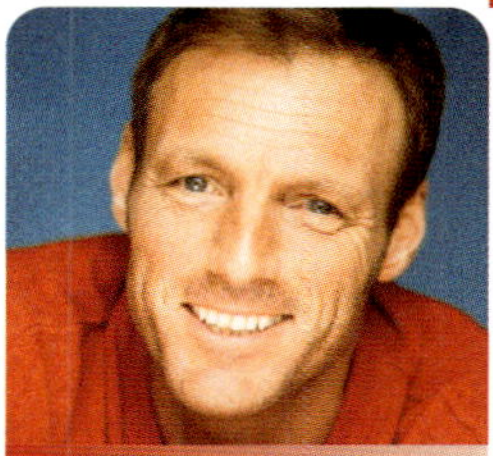

DAS HILFT!

Kartoffeln sind wunderbare Basenlieferanten und bei Bluthochdruck rundum gesund.

Wichtige Kaliumlieferanten und damit bei Bluthochdruck günstig sind auch Sojabohnen, Linsen, Spinat, Grünkohl, Brokkoli und Erbsen.

Knoblauch und Bärlauch sind bewährte Mittel gegen Arteriosklerose und Bluthochdruck

Zwiebeln enthalten einen Biostoff, der die Blutfettwerte senkt.

Die Petersilienwurzel ist ein richtiges Allroundtalent bei erhöhtem Blutdruck: Sie enthält viel ätherisches Öl, unter anderem Apiol, eine Substanz, die für die entwässernde und entschlackende Wirkung des beliebten Küchengemüses und -krauts verantwortlich ist. Das Petersilienkraut ist außerdem besonders reich an Vitamin C und Kalium. Die Inhaltsstoffe, sowohl des Krauts als auch der Wurzel, unterstützen überdies auch das Verdauungssystem in seiner Arbeit und machen somit auch schwere Speisen bekömmlicher.

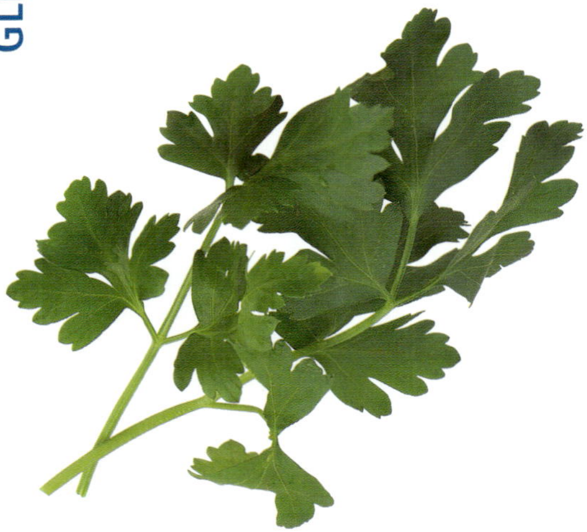

Kapern enthalten bitter schmeckenden Flavonoidglycoside und ein Senfölglukosid. Dank des Senföls fördern Kapern den Appetit, regen die Verdauung an und stärken den Magen, unterstützen aber auch die Entwässerung und Entschlackung.

Auch das im **Meerrettich** enthaltene Senföl wirkt nicht nur verdauungsfördernd, sondern ebenso wassertreibend und fördert die Durchblutung. Meerrettich enthält auch viel Vitamin C und B1, Enzyme und Flavonoide. Die Flavonoide sind potente Radikalenfänger. Darunter versteht man die Fähigkeit, die gefährlichen freien Sauerstoffradikale unschädlich zu machen.

Auch **Rucola** enthält viele wertvolle Mineralstoffe und ist besonders reich an Vitamin C. Die Bitterstoffe und Senföle wirken entschlackend und entwässernd. Weil **Kerbel** entschlackend, entwässernd und blutreinigend wirkt, wird auch er traditionell für Frühjahrskuren empfohlen, um den Stoffwechsel anzuregen. Auch bei Verdauungsproblemen und bei Bluthochdruck ist er ein beliebtes Heilmittel.

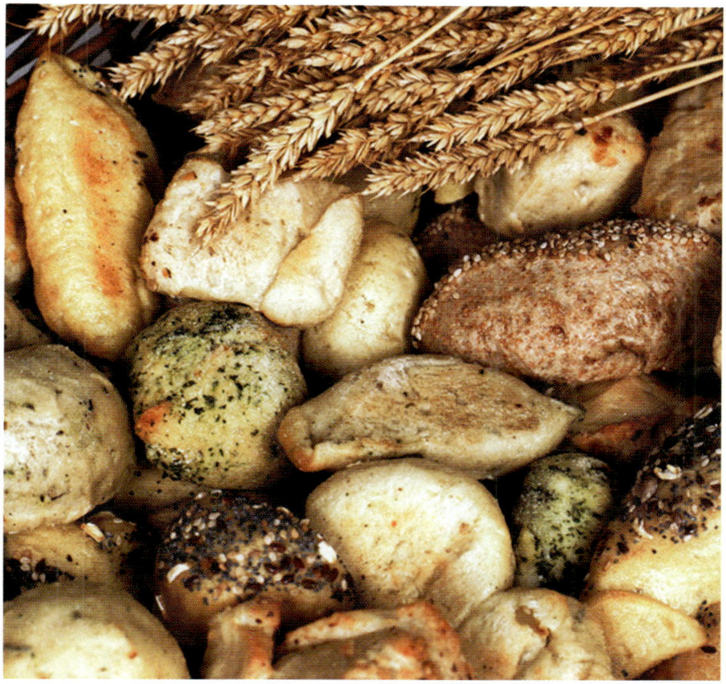

Mit Getreideprodukten gesund werden

Weil die Samen des **Buchweizens** reich an Flavonoiden sind wie Querzetin und Rutin, ist er ein hervorragendes Anti-Fett-Getreide. Rutin ist unter anderem dafür bekannt, die Blutplättchen am Verklumpen zu hindern und zum Abbau der „gefährlichen" LDL-Cholesterinanteile beizutragen, womit es einen wichtigen Beitrag zur Vorbeugung von Arteriosklerose leistet.

Auch **Dinkel** liefert viele Ballaststoffe, die nicht nur die Verdauung anregen, sondern auch günstig auf die gestörten Blutfettwerte einwirken – sie binden im Darm Gallensäure verringern auf diese Weise ganz natürlich einen zu hohen Blutdruck.

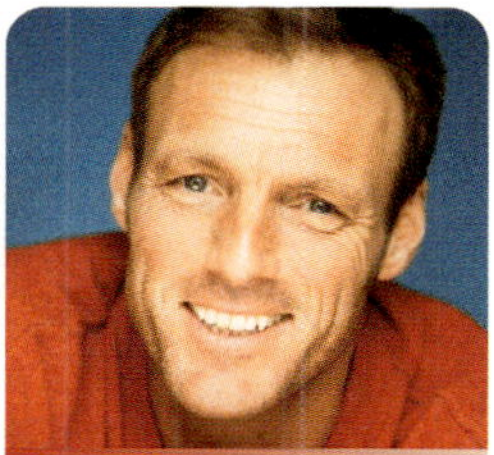

Das Hilft!

Buchweizen ist ein Anti-Fett-Getreide: LDL-Cholesterin wird abgebaut und die Blutplättchen am Verklumpen gehindert. Auch Dinkel trägt zur Senkung des Blutdrucks bei.

Unverträglichkeiten

Wichtig

Auch eine Ernährung, die sich an der Säure-Basen-Balance orientiert, kann zu individuellen Unverträglichkeiten führen.

Vorsicht: Gesundes ist nicht immer gesund. Auch eine ausgewogene, an der Säure-Basen-Balance orientierte Ernährung kann bei Ihnen zu individuellen Unverträglichkeiten führen. Wir müssen uns von der Vorstellung lösen, dass Lebensmittel oder deren Bausteine grundsätzlich schädlich oder nützlich für den Körper sind.

Ein „gesunder" Stoff, der dem Körper zur falschen Zeit oder in der falschen Dosis angeboten wird, kann unter Umständen mehr schaden als nützen. Zum Beispiel das lebensnotwendige Eiweiß: Es ist zwar absolut wichtig, weil es dem Körper wichtige Bausteine liefert. Auf das Übermaß, in dem es heute oft genossen wird, ist unser Organismus jedoch nicht eingerichtet. Kann unser Organismus das Eiweiß nicht ausreichend verdauen, so kommt es im Darm zu Fäulnis. Die dabei entstehenden Gifte gelangen – besonders bei einem überlasteten Darm – in den Blutstrom und können sich im ganzen Organismus schädlich auswirken.

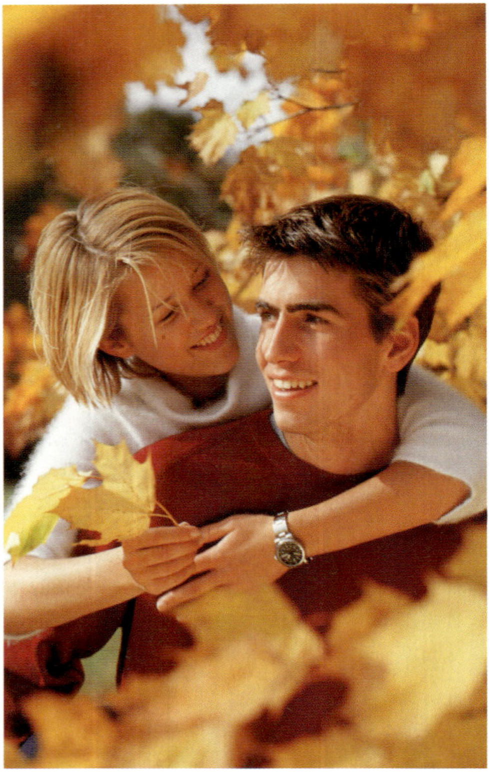

Pflanzliche Frischkost

Pflanzliche Frischkost ist nicht immer und für jeden Menschen gesund – auch wenn das oft so propagiert wird –, denn die Verdauungsleistung kann durch die Gärung der pflanzlichen Faserstoffe im Darm überfordert werden. Bei einer unkontrollierten Gärung im Darm entstehen Fuselalkohole wie Methanol oder Propanol, die hoch giftig sind. Auch sie gelangen in den Blutstrom, gefährden das Wohlbefinden und beeinträchtigen die Gesundheit. Diese Fäulnis- und Gärungsprozesse laufen nicht immer ab, sondern dann, wenn der Organismus durch ein Überangebot überfordert wird. Das kann auch generell für vollwertige Nahrung gelten: Manche Menschen reagieren auf zu viel Vollwertkost mit Blähungen oder Darmreizungen.

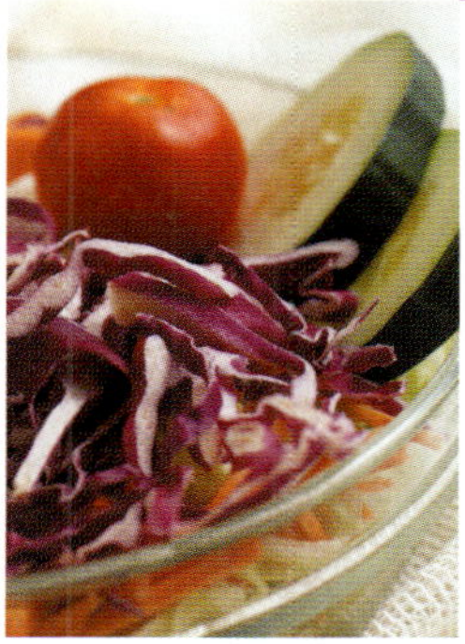

Wer wie viel wovon verträgt, ist eine sehr individuelle Sache. Sie müssen selbst lernen und beobachten, wann sie welche Mengen vertragen. Der Körper gibt ihnen die Signale.

Allergien und Unverträglichkeiten

Achtung

Haben Sie den Verdacht, dass Sie auf bestimmte Nahrungsmittel mit Allergien oder Unverträglichkeiten reagieren, dann sollten Sie die entsprechenden Nahrungsbestandteile in Zukunft weglassen und möglichst auch beim Arzt einen Test machen lassen. Wenn Ihr Darm nämlich immer wieder mit Stoffen in Berührung kommt, die bei Ihnen Allergien oder Unverträglichkeiten auslösen, kann sich die Darmflora nicht erholen und Ihr Immunsystem wird ständig unnötig belastet.

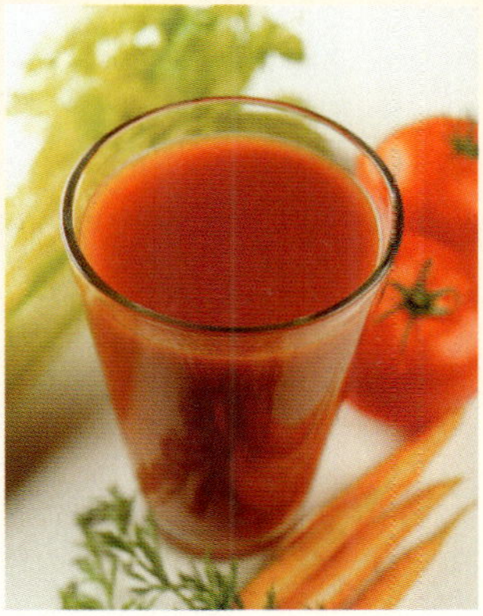

Besonders verbreitet sind Allergien und Unverträglichkeiten gegen Milcheiweiß, Weizen, Nüsse, Möhren oder Tomaten. Auch Überempfindlichkeiten gegen Nahrungsmittelzusätze wie Konservierungsmittel, Farb- oder Aromastoffe treten immer häufiger auf.

Wenn die Lebensmittel auf Ihrem Speiseplan immer frisch und ohne solche Zusatzstoffe sind, dann dürften derartige Unverträglichkeiten in Zukunft jedoch keine Rolle mehr spielen.

Die ideale Ernährung – so essen Sie gesund

Bei einer Säure-Basen-Diät werden die Gerichte sehr ausgewogen zusammengestellt. Sie enthalten alle notwendigen und wichtigen Nährstoffe und laden Sie dazu ein, das Essen wirklich zu genießen. Dabei wird auch großer Wert auf die Esstechnik gelegt, damit sich Ihr Sättigungsgefühl früher einstellt. Denn sehr häufig ist ein erhöhter Blutdruck bekanntlich auch mit Übergewicht verbunden: Sie sollten also auch darauf achten, nicht zu viel zu essen.

INFO **DER SÄTTIGUNGSREFLEX**

Über Ihren ganz individuellen Energiebedarf, der von Tag zu Tag schwankt, gibt Ihr Sättigungsreflex Auskunft – er stellt sich etwa eine Viertelstunde nach den ersten Bissen ein. Leider ist er jedoch oft durch ungünstige Ernährungsgewohnheiten verschüttet, kann aber von Ihnen wieder wahrgenommen werden. Deshalb: Je länger Sie also einen jeden Bissen genießen, umso weniger werden Sie essen und umso leichter nehmen Sie ab. Langsames Essen und intensives Kauen helfen Ihnen zu spüren, wann Sie genug haben.

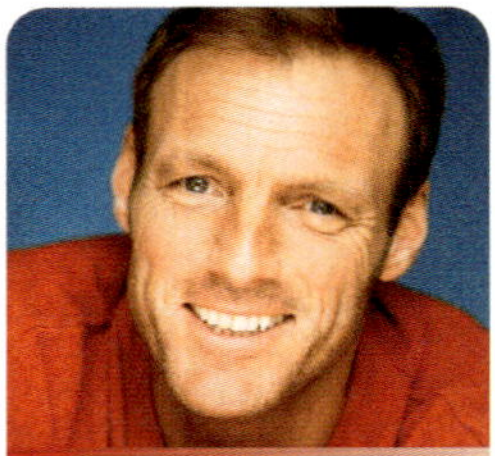

DAS HILFT!

Nur essen, wenn man wirklich Hunger hat, das schützt den Körper vor einer Überlastung.

Kein Essen ohne Hunger

Essen sollte keine Gewohnheit sein, sondern die richtige und wohltuende Reaktion auf ein Hungergefühl. Mangelnder Appetit ist eine Schutzfunktion des Körpers, die ihn vor Überlastung bewahrt. Zu einer solchen Überlastung kommt es beispielsweise, wenn der Bauch schon voll ist, oder auch, wenn der Körper sich wichtigeren Aufgaben widmen muss, die seine Energie voll beanspruchen – so etwa bei Erkrankungen. Sie werden es bald bemerken: Ist die Säure-Basen-Balance im Lot, dann spüren Sie auch Ihr natürliches Hungergefühl wieder viel besser – und können es genießen.

Gesund und gut: ein ausgiebiges Frühstück

Ihr Stoffwechsel wird gut ausgelastet, wenn Sie sich ein Frühstück in Ruhe gönnen. Sind Sie ein ausgesprochener Frühstücksmuffel, dann sollten Sie sich ein gesundes zweites Frühstück für unterwegs mitnehmen. Denn sonst stellt sich irgendwann der Heißhunger ein – mit der Gefahr, dass Sie dann zu Snacks greifen, die Ihrem Blutdruck gar nicht gut tun.

WICHTIG

Heißhunger vermeiden, denn sonst greift man zu Snacks oder sonstigem Fastfood, das für den hohen Blutdruck nicht gut ist.

Nehmen Sie sich Zeit für das Mittagessen

Viele Menschen fühlen sich mittags gestresst oder haben an ihrem Arbeitsplatz keine Möglichkeit, essen zu gehen. Deshalb fällt mittags eine vollständige Mahlzeit oft aus, und manch einer glaubt vielleicht auch, nach dem Essen würde er müde werden und könnte nicht mehr konzentriert arbeiten. Bei einem abwechslungsreichen, leichten Mittagessen, das Sie sich ja durchaus auch mit zur Arbeit nehmen können, ist dies jedoch nicht der Fall.

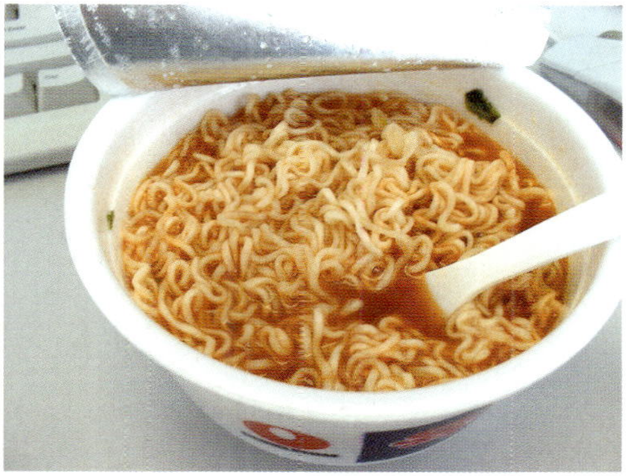

Leider sieht der Büroalltag meist ziemlich trist aus. Dabei gilt: Ein leichtes, abwechslungsreiches Mittagessen macht weder müde noch schadet es der Konzentration.

Nehmen Sie die größte Mahlzeit des Tages nach Möglichkeit immer am Mittag ein. Das kann auch ein großer Salat sein oder ein Sandwich zusammen mit Säften. Sie können Ihr Mittagessen jedoch auch auf mittags und nachmittags verteilen, sofern es dann nicht zur Hälfte aus Kuchen, Schlagsahne und Kaffee besteht. Abends allerdings sollten Sie nur noch eine kleine Mahlzeit essen, die möglichst leicht verdaulich ist. Ihr Körper belohnt Sie mit einem guten, erholsamen Schlaf und Sie wachen erfrischt auf.

Lassen Sie sich Zeit zum Genießen

Suppe als Vorspeise: Das wärmt, entspannt und regt die Verdauung an.

Wenn Sie nicht in Ruhe essen, dann schmecken Sie das Essen kaum und spüren auch Ihr Sättigungsgefühl nicht. Sie essen also viel mehr, als Ihnen gut tut und als Sie eigentlich essen wollten. Setzen Sie sich nie gestresst an den Tisch, sondern ruhen Sie sich vor der Mahlzeit möglichst etwas aus. So geben Sie Ihren Verdauungsorganen die Zeit, die sie brauchen, um sich auf ihre Arbeit einzustimmen. Der Vorbereitung der Mahlzeit dient auch die Suppe als Vorspeise: Sie wärmt, entspannt und regt die Verdauungsdrüsen an.

INFO **GRÜNDLICH KAUEN**

Genießen Sie Ihr Essen und kauen Sie gründlich. Sie werden erstaunt bemerken, dass Sie sich nach etwa 15 Minuten satt fühlen – ein Gefühl, das weniger von der Menge als vielmehr von der Dauer Ihrer Mahlzeit abhängt. Und: Die Verdauung der Nahrung beginnt bereits im Mund, denn auch der Speichel enthält Verdauungsenzyme.

Gründliches Kauen lässt nicht nur den Eigengeschmack der Speisen besser zur Geltung kommen, es nimmt den Verdauungsorganen außerdem eine Menge Arbeit ab, weil der gut gekaute Speisebrei den Verdauungssäften dann eine größere Angriffsfläche bietet. Kein Wunder, dass schon der Volksmund weiss: „Gut gekaut ist halb verdaut".

Nicht ablenken lassen

Lassen Sie sich beim Essen durch nichts ablenken! Sonst gelingt weder das gründliche Kauen, das ja, wie im Kasten zu lesen, recht wichtig ist, noch verspüren Sie Ihr Sättigungsgefühl. Wichtig auch: Beenden Sie die Mahlzeit, sobald Sie satt sind.

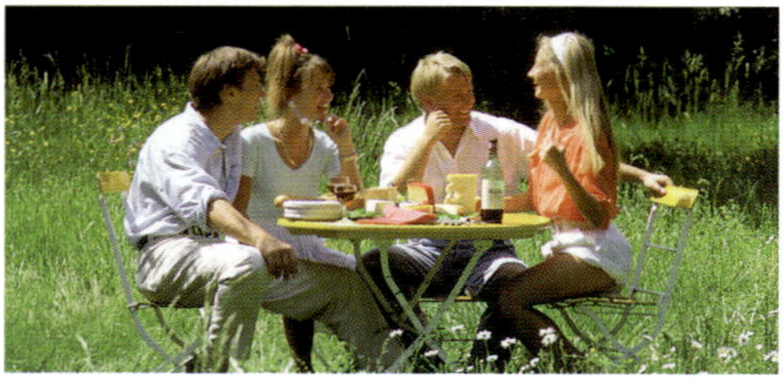

Sind Sie müde und abgespannt oder haben Sie keine Gelegenheit, in Ruhe zu essen, dann verschieben Sie die Mahlzeit. Schonen Sie Ihren Verdauungstrakt und Ihren Stoffwechsel. Entspannen Sie erst mal und essen Sie dann, wenn Sie ausgeruht sind.

Lieber das Essen etwas verschieben, als gestresst zu essen. Beim Essen sollten Sie entspannt und ausgeruht sein.

Beim Essen nicht trinken

Auch wenn es zu einer richtigen Gewohnheit wurde – es ist ungünstig, direkt zu den Mahlzeiten zu trinken. Denn wenn die Bissen durch Flüssigkeit gewissermaßen gleitfähiger gemacht werden, kauen Sie unwillkürlich nicht genug. Trinken während der Mahlzeit verdünnt auch die Verdauungssäfte. Trinken Sie also besser vor dem Essen – das nimmt auch den Hunger – oder erst danach.

WICHTIG

Trinken zum Essen, das hält vom richtigen Kauen ab. Deshalb: Vor oder nach den Mahlzeiten trinken.

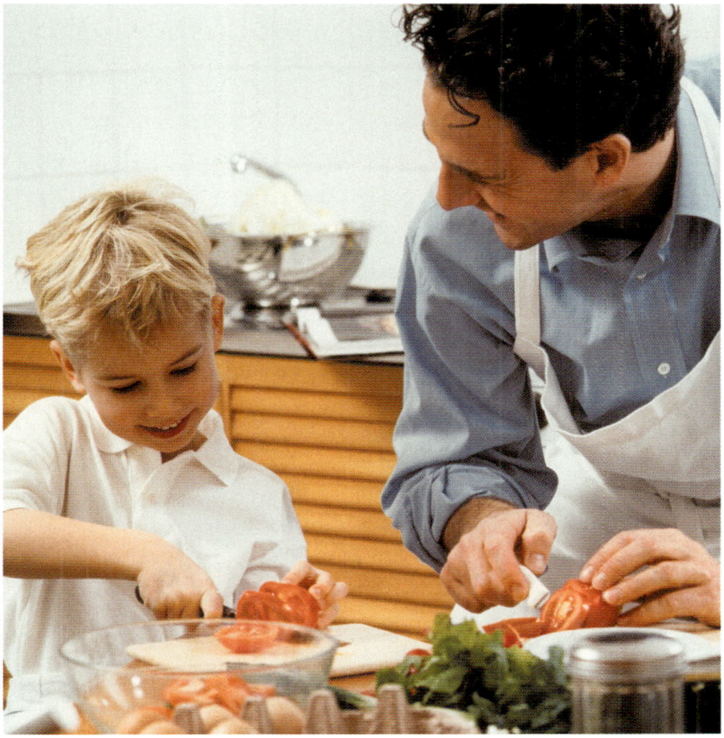

Obst und Rohkost – aber früh

WICHTIG

Obst und Rohkost nicht am Abend essen: So vermeiden Sie Blähungen und die Bildung giftiger Alkohole im Darm.

Der Dünndarm bringt seine besten Leistungen am Morgen, mittags und in den frühen Nachmittagsstunden. Wenn Sie nun am Abend noch Obst oder Rohkost essen, gibt er viel davon unverarbeitet an den Dickdarm weiter. Die Darmbakterien bewältigen dann dieses Überangebot an Faserstoffen nur durch Vergären – das kann nicht nur zu unangenehmen Blähungen führen, sondern es entstehen auch giftige Fuselalkohole .

Nicht zu spät essen

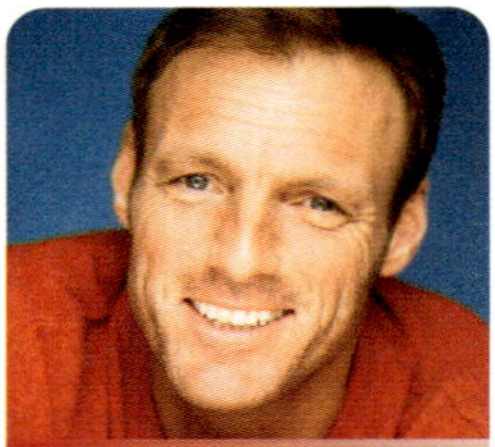

DAS HILFT!

Morgenmuffel und „Spätesser"? Dann versuchen Sie doch einmal, Ihre letzte Mahlzeit bis spätestens drei Stunden vor dem Schlafengehen einzunehmen ...

Versuchen Sie, wann immer das möglich ist, die Abendmahlzeit bis spätestens drei Sunden vor dem Schlafengehen einzunehmen, denn dann kann Ihr Verdauungssystem das Abendessen auch noch richtig verarbeiten. Ansonsten liegt ihnen die späte Mahlzeit sprichwörtlich im Magen und überfordert den müden Darm – über Nacht bilden sich Fäulnis- und Gärungsgifte. Müdigkeit und Unlust am nächsten Morgen sind typische Anzeichen dafür.

Wenn sie also ein Morgenmuffel sind, könnte das auch daran liegen, dass Sie zu spät essen. Dazu kommt, dass spätes Essen auch der Figur nicht gut tut. Denn abends und nachts ist der Körper auf Ruhe, Regeneration und Entsäuerung eingestellt. Alles, was jetzt gegessen wird, wird also nicht mehr in Energie für Aktivitäten umgesetzt, sondern in Energiereserven, also Fettdepots, angelegt.

Darmreinigung und Darmtraining

Für die Wiederherstellung eines normalen Bluckdrucks ist ein gesunder, vitaler Darm eine ganz wichtige Voraussetzung. Ohne eine gesunde Darmfunktion kann die Säure-Basen-Balance nicht funktionieren, auch wenn Sie sich an unsere Ernährungsempfehlungen halten. Die Regeneration der Darmflora und der Ausgleich eventueller Störungen sollte mit dem Erreichen der Säure-Basen-Balance Hand in Hand gehen.

WICHTIG

Nur wenn der Darm gesund ist, kann die Säure-Basen-Balance funktionieren!

Am Anfang heißt es, den Darm zu reinigen und zu entschlacken – wie Sie dies am besten machen, weiß Ihr Arzt. Durch das Entschlacken kann sich der Darm erneuern und erholen. Ein Abstand zum Alltag, dazu geeignete Maßnahmen, die die Entgiftung unterstützen, dann kann der Körper aufatmen.

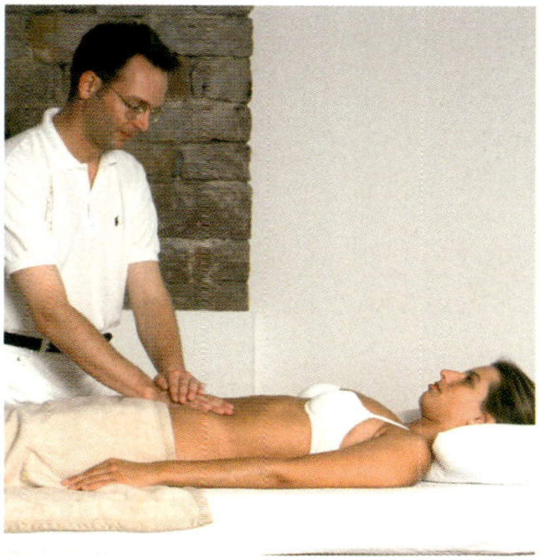

Das Entschlacken reinigt den verdauungsgeschwächten Körper, nicht nur den ermüdeten Darm. Entschlackung bedeutet, dass Sie Ihren Körper von Rückständen und von überflüssigen Depots befreien. Der Darm sollte aber schonend gereinigt werden.

VORSICHT MIT ABFÜHRMITTELN

ACHTUNG !

Viele Menschen greifen zur Darmregulierung zu Abführmitteln. Das ist keine gute Idee – denn sie reizen damit die Darmschleimhaut und schwemmen Kalium aus, einen Mineralstoff, der für die Muskelfunktion bedeutsam ist.

Die Darmmuskulatur wird dadurch zusätzlich geschwächt und man benötigt immer öfter Abführmittel und in immer größeren Mengen.

Auch von Weizenkleie zur Anregung der Darmfunktion wird heute eher abgeraten: Sie kann das Darmmilieu übersäuern.

Leinsamen sind ein gutes Quellmittel, jedoch sollten Sie nur ungeschroteten Leinsamen verwenden. Der geschrotete Leinsamen setzt nämlich Fette frei, die sich negativ auf Ihre Kalorienbilanz auswirken.

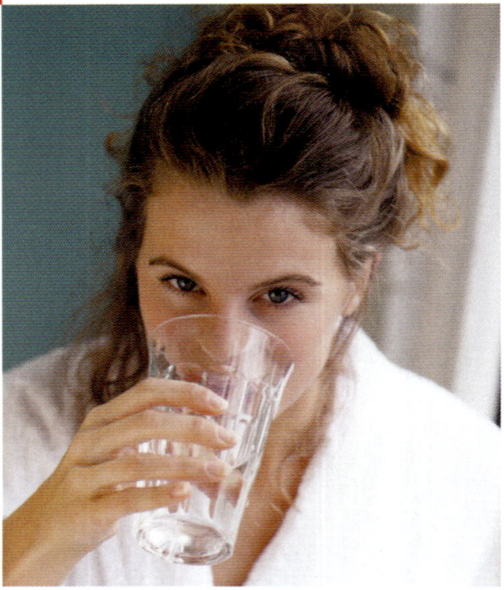

Der Bittersalztrunk

Zur Darmreinigung bietet sich eine Bittersalzlösung durchaus an. Die Salzlösung rinnt wie eine Flüssigkeitssäule durch den Darmschlauch und berieselt die Darmwände. Hartnäckig haftende Reste werden frei gespült, der gesamte Körper kann entgiften.

Bittersalz regt die Gallenausscheidung an. Dadurch wird der gesamte Körper sehr gut entgiftet, denn mit der Galle werden fettlösliche Abfallprodukte und Schadstoffe ausgeschwemmt. Die abführende Wirkung dieses Trunks ist zwar meist sehr heftig, danach fühlen Sie sich jedoch rundum wohl.

WICHTIG

Wenn Sie den Bittersalztrunk zu sich genommen haben, dann sollten Sie das Haus nicht verlassen, bis die Wirkung wieder abgeklungen ist.

Und so wird's gemacht: Besorgen Sie sich in der Apotheke Bittersalz. Einen gestrichenen Teelöffel geben Sie abends in etwa 50 ml Wasser und lassen es über Nacht auflösen. Morgens weitere 200 ml Wasser hinzugeben – Dosierung genau einhalten! Zur Geschmacksverbesserung können Sie etwas Zitronensaft verwenden. Trinken Sie den Bittersalztrunk in einem Zug! Dieser durchwandert nun den Darm, der sich jetzt teilweise recht heftig entleert. Bleiben Sie also besser zu Hause.

Bittersalz hat zwar eine „durchschlagende" Wirkung auf den Darm, aber danach fühlt man sich rundum wohl.

! ACHTUNG — **DEN ARZT FRAGEN**

● **Leiden Sie an Bluthochdruck, müssen Sie unbedingt Ihren Arzt zu Rate ziehen, bevor Sie den Bittersalztrunk zur Darmreinigung anwenden.**

Sinnvoll ist der Bittersalztrunk nur, wenn zugleich eine umfassende Säure-Basen-Diät erfolgt. Er ist nicht geeignet, um einen Diätfehler „auszugleichen".

Darmtraining

Bei der Säure-Basen-Diät essen Sie bevorzugt Obst und Gemüse und trinken reichlich. Ihre Darmfunktion kommt daher oft von selbst wieder in Ordnung. Wichtig ist aber immer, dass Sie ganz gezielt den Entleerungsreflex trainieren. Er ist morgens am stärksten, weil der Dickdarm in den frühen Morgenstunden am aktivsten ist.

Der morgendliche Gang zur Toilette

Nach dem Frühstück, das ist die beste Zeit für den Gang zur Toilette. Tun Sie dies regelmäßig jeden Morgen. Planen Sie dafür zehn bis 15 Minuten fest ein. Nur wenn Sie morgens Ruhe haben, kann sich Ihr Darm regulieren. Dann wird es schon nach einigen Tagen Säure-Basen-Diät reichen, auf den Reflex zu achten und ihm entsprechend nachzugeben.

Darmmassage

Regelmäßige Bewegung – Gehen, Joggen, Schwimmen – ist gut für die Verdauung. Nehmen Sie sich bewusst Zeit dafür. Kommen Sie nicht dazu, sich ausreichend zu bewegen, dann verwöhnen Sie Ihren Darm doch mit einer Massage, die auch gegen Verstopfung hilft!

Legen Sie sich entspannt hin und achten Sie darauf, wie sich Ihr Bauch beim Atmen hebt und senkt. Legen Sie dann die flache Hand rechts unterhalb des Rippenbogens. Fahren Sie mit der Hand sanft nach links, dann hinab, nach rechts und zurück zum Ausgangspunkt. Wiederholen Sie diese Massagebewegung mit leichtem Druck, bis Sie im Unterbauch ein warmes, entspanntes Gefühl deutlich spüren.

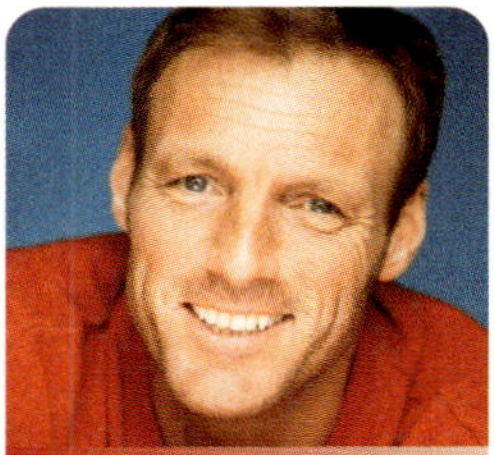

DAS HILFT!

Eine Darmmassage hilft gegen Verstopfung und entspannt.

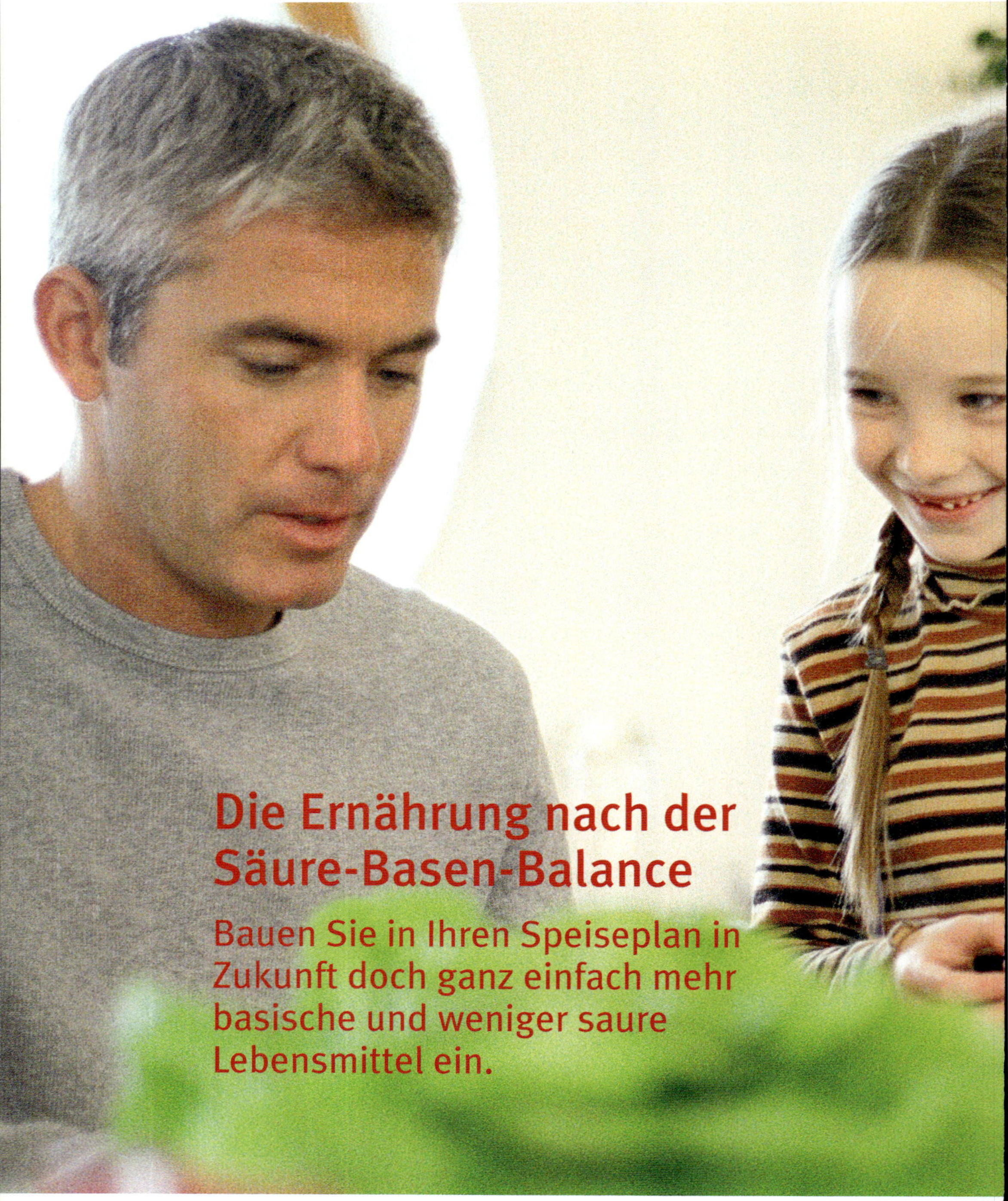

Die Ernährung nach der Säure-Basen-Balance

Bauen Sie in Ihren Speiseplan in Zukunft doch ganz einfach mehr basische und weniger saure Lebensmittel ein.

ERNÄHRUNG

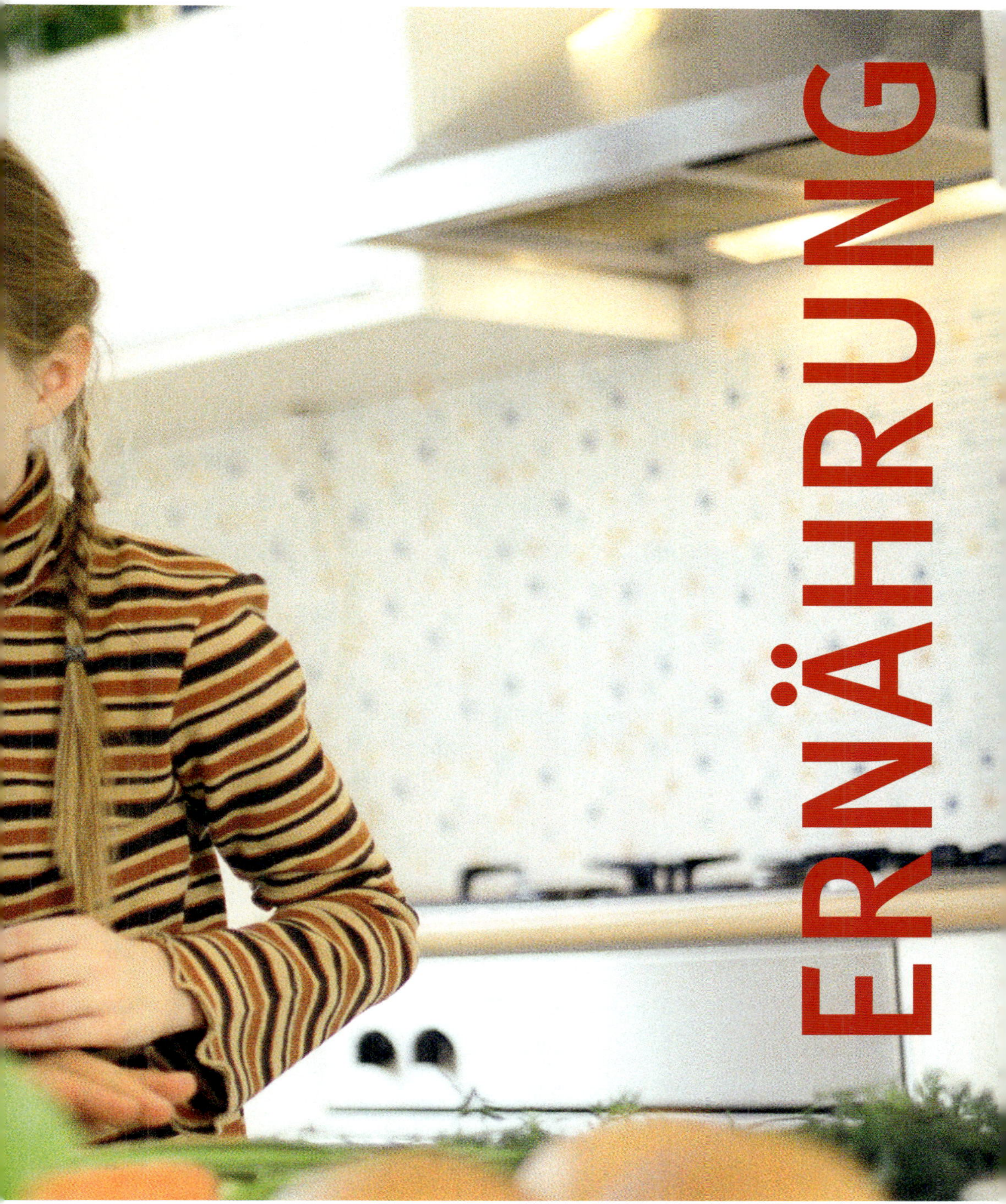

So ernähre ich mich nach der Säure-Basen-Balance

WICHTIG

Bei den Lebensmitteln werden im Hinblick auf den Säure-Basen-Haushalt vier Gruppen unterschieden:
- säurehaltige
- Säure bildende
- basische
- neutrale

Keine Sorge – Sie müssen, um nach der Säure-Basen-Therapie essen und genießen zu können, nicht alle Gewohnheiten über Bord werfen und ganz von vorne anfangen. In erster Linie geht es darum, mehr basische Lebensmittel und weniger saure Lebensmittel und Zutaten in Ihren Speiseplan einzubauen, als Sie das möglicherweise bisher gemacht haben. Als Faustregel gilt: Die tägliche Ernährung sollte zu 80 Prozent aus basischer oder basenbildender Kost bestehen und nur zu 20 Prozent aus saurer oder säurebildender Nahrung (Seite 82).

Ob ein Lebensmittel nun als sauer oder basisch eingeordnet wird, ist weniger eine Frage des Geschmacks oder seiner ursprünglichen Form, sondern des so genannten Nettoeffekts. Darunter versteht man, was nach Abschluss des Verdauungsprozesses überwiegend vorhanden ist. Die Bewertung der Lebensmittel in der Säure-Basen-Therapie richtet sich also nach dem Verhalten der Nahrungsmittel im Körper, wenn sie verdaut und in den Stoffwechsel eingegangen sind. Wichtig hierbei ist vor allem, wie flüchtig die in ihnen enthaltenen Säuren sind. Eine sauer schmeckende Zitrone etwa enthält sehr leicht verstoffwechselbare Zitronensäure und basische Mineralstoffe. Die Säure kann leicht ausgeschieden werden, sodass im Nettoeffekt die Basen überwiegen.

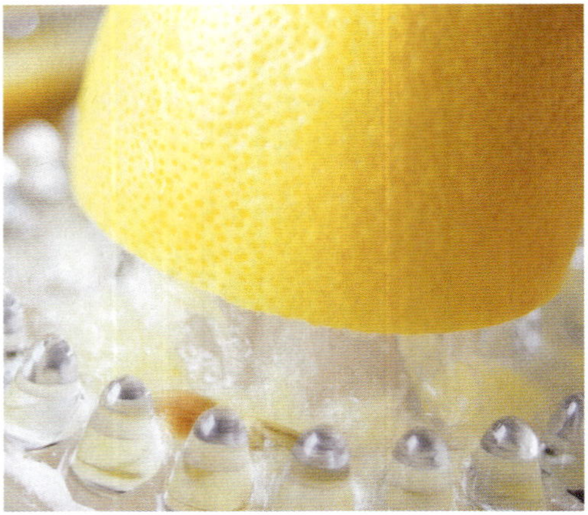

Schwefel- und Phosphorsäuren sind oft starke Säuren, die somit auch schwer auszuscheiden sind. Milch- und Essigsäuren sind mittelstarke Säuren. Kommen sie in den Stoffwechsel, dann bleiben trotz ihrer anfänglich sauren Wirkung nach diesem Prozess noch Basen im Körper zurück.

Basenlieferanten

Basisch sind solche Lebensmittel, bei denen der Anteil basischer Mineralstoffe den Anteil saurer Mineralstoffe nachhaltig überwiegt. Als basisch gelten unter anderem die Mineralstoffe Magnesium, Kalzium und Kalium. Und davon nehmen wir oft absolut nicht genug zu uns – zumindest von Magnesium und Kalzium weiß man heute aus Untersuchungen, dass große Bevölkerungsgruppen unterversorgt sind. Abgesehen von der Basenwertigkeit dieser drei Mineralstoffe sind sie auch für die reibungslose Zellfunktion sehr wichtig. Natrium als basisches Mineral sollte man hingegen nur zurückhaltend zuführen, es schwemmt auf und kann den Blutdruck steigern.

DIE FAUSTREGEL:

INFO

Basisch

Basisch sind mit wenigen Ausnahmen alle Gemüse, Salate, Pilze, Obst, Kartoffeln und auch Hülsenfrüchte, Erbsen, Soja und Sojaprodukte. Die Ausnahmen: Rosenkohl oder Dosengemüse. Kuhmilch und Sahne sind ebenfalls basisch.

Sauer

Sauer sind Fleisch, Fisch, Käse, Getreide, raffinierte Fette und Nüsse. Hastig Hinuntergeschlucktes ist sauer, selbst wenn es rechnerisch basisch wirkt, weil sich daraus Gärungssäuren bilden.

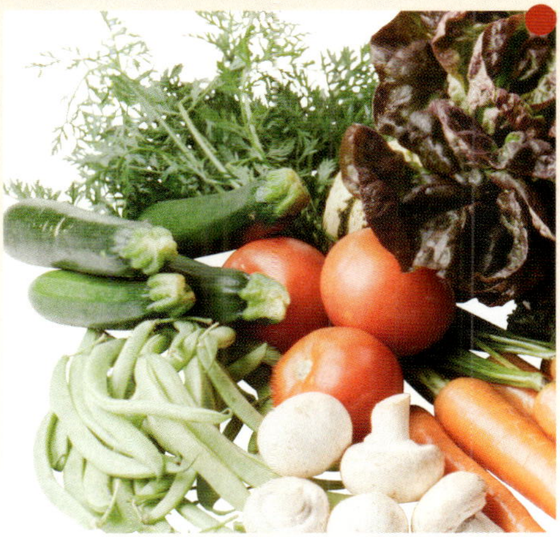

Die Sauermacher

Die sauren Mineralstoffe Phosphor, Chlor und Schwefel sind vor allem in Eiweiß enthalten. Obwohl eine eiweißreiche Lösung im Reagenzglas eher basisch reagiert, ist der Nettoeffekt nach Abschluss der Verdauung beim Menschen sauer. Eiweißreiche sind daher auch Säure bildende Nahrungsmittel. Daneben gibt es auch Säure spendende Nahrungsmittel, die schwer abtransportierbare organische Substanzen enthalten. Eine solche Säure ist zum Beispiel die Oxalsäure in Tomaten, Rhabarber und Kakao. Trotz dieser Säuren kann aber ein solches Nahrungsmittel bei Reichtum an basischen Mineralstoffen im Endeffekt noch als basisch gelten. Ist aber bereits eine sehr starke Übersäuerung eingetreten, können diese fixen Säuren dann dennoch zu Beschwerden beitragen.

ACHTUNG **NAHRUNGSBAUSTEINE UNTER DER LUPE**

Eiweiße, Mineralstoffe und Kohlenhydrate sind wichtige Nahrungsbausteine, sowohl was ihre Quantität, als auch was ihre Bedeutung für den Säure-Basen-Haushalt betrifft. Eiweiße verhalten sich zwar in Lösung wie Basen, nach ihrer Verdauung bleiben allerdings Säuren zurück, die schwer abbaubar sind. Eiweiße gelten daher als Säure bildend.

Mineralstoffe sind sowohl sauer wie basisch.

Kohlenhydrate sind aus Zucker aufgebaut, die der Körper zur Gewinnung von Energie für den Stoffwechsel, die Wärmeerzeugung sowie für alle Muskelaktivitäten braucht.

Für die Verbrennung des Zuckers benötigt der Körper – wie bei einem richtigen Feuer – Sauerstoff. Steht ihm dieser allerdings nicht ausreichend zur Verfügung, wird zwar dennoch Energie an den Körper abgegeben, die Verbrennung selbst wird jedoch nicht abgeschlossen. Zurück bleiben Säuren, etwa die Milchsäure, die, in den Muskeln abgelagert, den allseites bekannten Muskelkater verursacht.

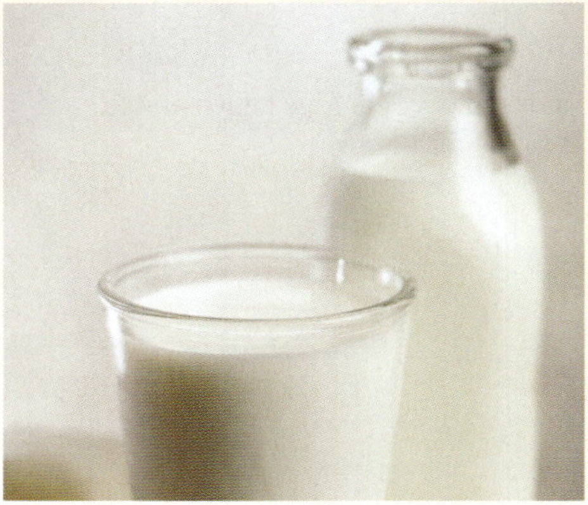

Was ist anders – Tipps zu den Zutaten

Säuren produziert unser Körper selbst – Basen hingegen müssen wir ihm zuführen. Deshalb schon bei der Nahrungsauswahl ganz auf saure Lebensmittel zu verzichten, ist jedoch vor allem unter dem Gesichtspunkt einer ausgewogenen, abwechslungsreichen Ernährung nicht vertretbar. Umso wichtiger ist es allerdings, die Auswahl der Lebensmittel sorgfältig und bewusst zu treffen.

Als Faustregel gilt: Je mehr Eiweiß ein Lebensmittel enthält, desto mehr Säure bildet es. Daher wirken Fleisch, Fisch, Käse, Hülsenfrüchte, Getreide und die meisten Nussarten sauer.

Was dürfen Sie essen und trinken?

In einer gesunden Ernährung nach der Säure-Basen-Balance gibt es grundsätzlich keine „verbotenen" Lebensmittel. Es kommt vielmehr auf das Verhältnis von saueren und basischen Inhaltsstoffen an.

Grundsätzlich wichtig ist die Wirkung der Nahrungsmittel nach ihrer Verstoffwechselung. Einschränkend gilt allerdings, dass säurehaltige Lebensmittel, die eine basische Wirkung haben, wie etwa Zitronen, dennoch sehr sorgfältig ausgewählt werden müssen. Die Säuren reizen die Darmschleimhaut, die dadurch durchlässiger wird. So gelangen Nahrungsbestandteile ins Blut, die üblicherweise nicht dorthin gelangen. Verzichten Sie vor allem zu Beginn Ihrer Ernährungsumstellung, wenn Ihr Stoffwechsel noch nicht regeneriert ist, auch auf säurehaltige Lebensmittel.

INDIVIDUELLE RISIKOEINSCHÄTZUNG — ACHTUNG

Auch wenn wir uns vor Übersäuerung schützen sollten, dürfen wir auf saure Lebensmittel nicht vollständig verzichten.

Diese Lebensmittel sind wegen ihres Eiweißgehaltes lebensnotwendig. Ein Anteil von etwa 20 Prozent an so genannten Säurebildnern ist daher wünschenswert. Genaue Zahlen lassen sich aber nicht angeben, weil auch ein an sich Basen bildendes Lebensmittel, falsch konserviert oder zu schnell gegessen, im Körper Säuren bilden kann. Beim Essen zähl nicht nur auf das „Was" sondern auch das „Wie".

Trinken Sie sich gesund

Säureüberschüsse werden aus dem Körper unter anderem durch die Niere ausgeleitet. Hierfür braucht sie jedoch sehr viel Flüssigkeit. Auch unser Stoffwechsel benötigt ausreichend Flüssigkeit, um störungsfrei zu funktionieren.

Was trinken Sie tagsüber?

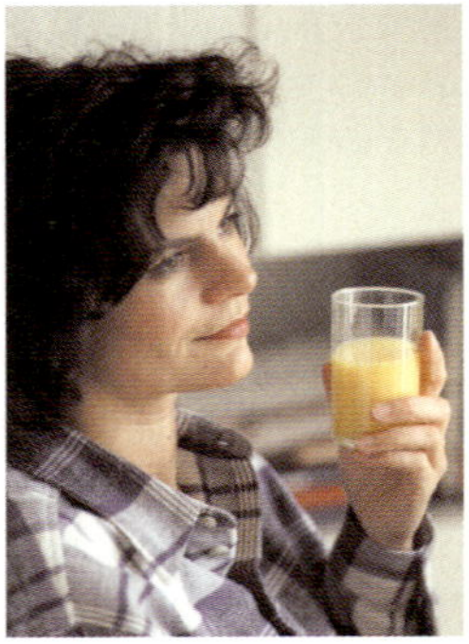

Nicht alle Getränke eignen sich allerdings für diese wichtige Flüssigkeitszufuhr – Genussmittel zählen nicht. Kaffee, schwarzer Tee und Bier regen zwar die Nierentätigkeit an, doch mit jeder Tasse Kaffee, die Sie trinken, geht zusätzlich etwa eine Tasse Flüssigkeit verloren. Und Bier hemmt die Funktion eines körpereigenen Hormons, das normalerweise verhindert, dass zu viel Körperflüssigkeit über die Niere ausgeschieden wird und dadurch ein Flüssigkeitsmangel entsteht. Wer viel Limonade oder Cola trinkt, nimmt unnötig viele Kalorien zu sich: Ein Liter Limonade enthält 105 Gramm Zucker. Ein Liter Vollmilch wiederum bringt es auf 38 Gramm Fett – so viele Kalorien, wie Sie in dreieinhalb Stunden spazieren gehen verbrennen.

ACHTUNG **NICHT VERLÄSSLICH: DER DURST**

Das Durstgefühl ist beim Menschen zu einer Art SOS-Signal „verkommen“, denn es setzt erst dann ein, wenn sich das Salz-Eiweiß-Wasser-Verhältnis im Blut schon ungünstig verändert hat. Entsprechende Signale, die der Körper dennoch abgibt, deuten wir jedoch zunächst eher als Hunger und nicht als Durst.

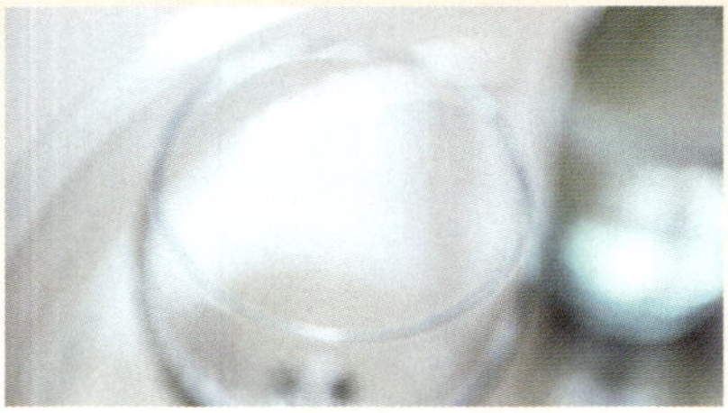

Geeignete Getränke

Trinken Sie zur Unterstützung Ihrer basenorientierten Ernährung möglichst rund drei Liter täglich. Dies fördert Ihren Stoffwechsel sowie die Säureausscheidung über die Niere. Geeignete Getränke sind Mineral- oder Heilwasser; gutes Leitungswasser oder basische Kräutertees wie Brennnessel- oder Eisenkrauttee, möglichst ungezuckert.

TIPPS FÜR KAFFEETRINKER

TIPP

Kaffee erhöht die Säure-Basen-Balance stark auf Seiten der Säure. Wenn Sie üblicherweise (viel) Kaffee oder schwarzen Tee trinken, werden Ihnen die gewohnten Getränke möglicherweise fehlen, wenn Sie weitgehend auf diesen Säurelieferanten verzichten.

Hier einige Tipps, wie Sie auch ohne den sauren Muntermacher gut zurechtkommen:

- Bei Kopfschmerzen oder Müdigkeit helfen einige Tropfen Pfefferminzöl, die in die Schläfen massiert werden.
- Gegen Müdigkeit hilft nicht Kaffee, sondern mehr Schlaf. Versuchen Sie also ausreichend lange zu schlafen.
- Die leichten Mahlzeiten während dieser Diät machen Sie weniger müde als schwere Kost. Deshalb ist auch Kaffee als Muntermacher nach dem Essen nicht wichtig.
- Gegen Müdigkeitsattacken helfen, je nachdem wo Sie gerade sind: kalte Armgüsse, Wechselduschen oder Trockenbürsten.
- Als Alternative zum üblichen Bürokaffee sollten Sie sich Kräutertees mit zur Arbeit nehmen.

Köstlich zubereiten mit Kräutern

Frische Kräuter sollten regelmäßig zu Ihren Zutaten gehören. Denn sie machen nicht nur Speisen raffinierter, viele Kräuter haben auch eine heilende und gesundheitsfördernde Wirkung. Wenn irgend möglich, sollten Sie frische Kräuter getrockneten Produkten vorziehen. Und das ist meist kein Problem, denn viele Sorten lassen sich einfach im Blumentopf ziehen. Besonders geeignet für die Fensterbank oder den eigenen Garten sind Basilikum, Bohnenkraut, Dill, Estragon, Liebstöckl, Petersilie, Rosmarin, Salbei und Thymian.

Info – Was Gewürze können

Gewürz	Wirkung	Passt gut zu
Anis	verdauungsfördernd, appetitanregend	Fischgerichten, Möhren, Rotkohl, Gurken, Tomaten
Basilikum	appetitanregend, entwässernd, beruhigend	Tomatengerichten, Suppen, Fisch, Omelettes, Salaten
Dill	appetitanregend, verdauungsfördernd	Gurkensalat, Tomatensalat, Fisch
Estragon	verdauungsfördernd, wassertreibend	Blattsalaten, Kartoffeln, Champignons, Thunfisch, Lamm, Huhn
Fenchel	verdauungsfördernd, blähungslindernd, beruhigend	Fisch, Kohl, Kartoffeln, Lauch
Ingwer	verdauungsfördernd, blähungshemmend, wirkt gegen Übelkeit	Fisch, Geflügel, Gemüsesuppen
Kardamom	appetitanregend, verdauungsfördernd, krampflindernd	Kompott, Fruchtsalat, Gemüsesuppen, Geflügel
Koriander	verdauungsfördernd, appetitanregend, lindert Blähungen, leicht bakterienhemmend	Kompotten, Gemüseeintöpfen, Geflügel
Kümmel	appetitanregend, verdauungsfördernd, stark blähungstreibend	Kartoffeln, Kohl, Sauerkraut, Fisch
Kurkuma	blutfettsenkend, verdauungsfördernd, gallenfördernd, entzündungshemmend	Fisch, Geflügel, Soßen, Reis
Liebstöckl	entwässernd, blutreinigend, verdauungsfördernd, blähungslindernd	Tomaten, Fisch, Geflügel, Gemüsesuppen

Was Gewürze können

Info

Gewürz	Wirkung	Passt gut zu
Lorbeer	appetitanregend, verdauungsfördernd, bakterienhemmend	Gemüsesuppen und -eintöpfen
Majoran	gegen Blähungen, entzündungshemmend	Eintöpfen, Hülsenfrüchten, Salaten, Gemüsesuppen
Muskat	appetitanregend, blähungslindernd, verdauungsfördernd	Spinat, Blumenkohl, Karotten, Kürbis, Brokkoli, Kartoffelpüree
Oregano	appetitanregend, entwässernd, beruhigend, bakterien- und virenhemmend	Tomatensaucen, Auberginen, Zucchini, Fisch, Salaten
Paprika	durchblutungsfördernd, kreislaufanregend, entzündungshemmend	Fleisch- und Gemüseeintöpfen, Geflügel
Petersilie	entwässernd, leicht abführend, blähungslindernd	Salaten, Gemüsesuppen, Kartoffeln
Rosmarin	verdauungsfördernd, unterstützt die Darm- und Gallentätigkeit, bakterienhemmend, antioxidativ, stoffwechselanregend	Geflügel, Kartoffeln, Gemüsesuppen, Tomaten, Pilzen
Salbei	verdauungsfördernd, krampflösend, beruhigend	Huhn, Kalb, Gemüsesuppen und -eintöpfen, Kohlsprossen, Tomaten
Thymian	verdauungsfördernd, blähungslindernd, entwässernd, bakterienhemmend	Geflügel, Gemüsesuppen, Fisch, Karotten, Linsen, Pilzen

Sauer oder basisch?
Lebensmittel im Überblick

Die folgende Tabelle gibt Ihnen einen raschen Überblick über saure beziehungsweise basische Lebensmittel – nämlich unter dem Gesichtspunkt ihrer Wirkung im Körper. Sie erleichtert Ihnen den Einkauf Ihrer Lebensmittel und die Zusammensetzung Ihres Speiseplans.

INFO **SAUER ODER BASISCH**

Lebensmittel	Sauer	Basisch	Natriumgehalt g pro 100g	Fettgehalt in Prozent
Gemüse				
Blumenkohl		x	0,03	0,30
Brokkoli	x	x	0,04	0,20
Bohnen			0	0,30
Chicoree	x	x	0,01	0,20
Erbsen		x	0	0,50
Feldsalat		x	0,03	0,40
Grünkohl		x	0,09	0,90
Gurke		x	0,02	0,20
Karotten		x	0,10	0,20
Kartoffeln		x	0,02	0,10
Knoblauch		x	0	0,10
Kohlrabi		x	0,02	0
Kopfsalat		x	0,03	0,20
Kürbis		x	0,01	0,10
Lauch	x	x	0,03	0,30
Linsen			0	1,40
Mangold		x	0,23	0,30
Pfifferlinge	x	x	0,01	0,50
Rhabarber			0,01	0,10
Rosenkohl		x	0,01	0,30
rote Rüben			0,16	0,10
Sauerkraut		x	0,9	0,30

Sauer oder basisch

Info!

Lebensmittel	Sauer	Basisch	Natriumgehalt g pro 100g	Fettgehalt in Prozent
Schwarzwurzel		x	0,01	0,40
Sellerie		x	0,02	0,20
Sojabohne	x	x	0	18,10
Spargel			0,01	0,10
Spinat		x	0,09	0,30
Steinpilze		x	0,01	0,40
Tomaten		x	0,02	0,20
Topinambur		x	0,01	0,10
Weißkohl		x	0,05	0,20
Zucchini		x	0,02	0,40
Zwiebel		x	0,02	0,30
Getreide und Getreideprodukte				
Gerste	x		0,02	2,10
Grünkern	x		0,02	2,70
Haferflocken	x		0,01	0
Kartoffelstärke	x		0	0,10
Maisstärke	x		0	0,10
Reis	x		0,20	2,20
Reisstärke	x		0	0
Roggen	x		0,02	1,70
Vollkornnudeln	x		0,02	3,00
Weizenmehl	x		0	0,10
Knäckebrot	x		1,18	1,00
Roggenbrot	x		1,32	1,00
Vollkornbrot	x		1,34	1,00
Weißbrot	x		1,16	0,70
Weizenbrot	x		0,97	4,50
Obst				
Ananas		x	0	0,20
Äpfel		x	0	0,60
Aprikose		x	0	0,10
Bananen		x	0	0,20

INFO SAUER ODER BASISCH

Lebensmittel	Sauer	Basisch	Natriumgehalt g pro 100g	Fettgehalt in Prozent
Birnen		x	0	0,30
Brombeeren		x	0	0,20
Erdbeeren		x	0	0,40
Heidelbeeren		x	0	0,60
Himbeeren		x	0	0,30
Johannisbeeren		x	0	0,20
Kirschen		x	0,01	0,30
Kiwi		x	0	0,60
Mandarinen		x	0	0,30
Orangen		x	0	0,30
Pflaumen		x	0	0,20
Preiselbeeren		x	0	0,50
Sultaninen		x	0	0
Zitronen		x	0	0,60
Zwetschgen		x	0	0,20
Milch und Milchprodukte				
Buttermilch	x		0,16	0,50
Butterkäse	x		1,9	34,70
Camembert	x		2,2	33,20
Edamer	x		1,85	28,30
Emmentaler	x		2,10	30,00
Gouda	x		2,10	22,30
Jogurt	x		0,15	3,50
Jogurt, fettarm	x		0,13	1,50
Kochkäse	x		1,2	13,90
Parmesan	x		1,5	25,80
Sahne		x	0,12	10,50
Sauere Sahne	x		0,16	3,10
Speisequark	x		0,10	11,40
Speisequark, mager	x		0,10	0,30
Fisch				
Aal	x		0,17	24,50
Austern	x		0,19	1,20

Sauer oder basisch

Info

Lebensmittel	Sauer	Basisch	Natriumgehalt g pro 100g	Fettgehalt in Prozent
Forelle	x		0,10	2,70
Hecht	x		0,16	0,90
Heilbutt	x		0,17	2,30
Hering	x		0,29	17,80
Hummer	x		0,69	1,90
Kabeljau	x		0,30	0,60
Krebs	x		0,80	0,50
Lachs	x		0,13	13,60
Rotbarsch	x		0,25	3,60
Seelachs	x		0,13	0,80
Zander	x		0,15	0,70
Eier				
Ei	x	x	0,18	6,20
Eidotter		x	0,23	6,10
Eiklar	x		0,49	0,10
Fleisch				
Ente	x		0,17	17,20
Gans	x		0,22	31,00
Hase	x		0,13	3,00
Hirsch	x		0,16	3,30
Huhn	x		0,21	9,60
Kalbfleisch	x		0,17	0,80
Reh	x		0,16	1,30
Rind (Muskelfleisch o. Fett)	x		0,12	1,90
Schaf (Filet)	x		0,24	3,40
Putenbrust	x		0,13	1,00
Fette (alle neutral)				
Butter			0,01	85,20
Schweineschmalz			0	99,70
Erdnussöl			0	99,40
Kokosfett			0	99,00
Leinöl			0	99,50

Saisongemüse

Das ganze Jahr über ist auch bei uns frisches Gemüse der Saison erhältlich. Hier das Angebot im Überblick:

TIPP **WANN GIBT ES WELCHES GEMÜSE**

Monat	Gemüse
Januar	Feldsalat, Topinambur
Februar	Feldsalat, Topinambur
März	Feldsalat, Topinambur
April	Feldsalat, Spargel, Kohlrabi, Spinat
Mai	Kohlrabi, Kopfsalat, Mangold, Radieschen, Rucola, Spargel, Spinat
Juni	Blumenkohl, Bohnen, Endiviensalat, Eisbergsalat, Erbsen, Gurken, Kohlrabi, Kopfsalat, Mangold, Möhren, Paprika, Radieschen, Rettich, Rucola, Spargel, Spinat, Weißkohl, Zucchini
Juli	Blumenkohl, Bohnen, Brokkoli, Eisbergsalat, Endiviensalat, Erbsen, Gurken, Kohlrabi, Kopfsalat, Lauch, Mangold, Möhren, Paprika, Radieschen, Rettich, Rucola, Rotkohl, Tomaten, Weißkohl, Zucchini, Zwiebel
August	Blumenkohl, Bohnen, Brokkoli, Eisbergsalat, Endiviensalat, Erbsen, Fenchel, Gurken, Kohlrabi, Kopfsalat, Lauch, Mangold, Möhren, Paprika, Radieschen, Rettich, Rucola, Rotkohl, Tomaten, Weißkohl, Zucchini, Zwiebel
September	Blumenkohl, Bohnen, Brokkoli, Eisbergsalat, Endiviensalat, Erbsen, Feldsalat, Fenchel, Gurken, Kohlrabi, Kopfsalat, Kürbis, Lauch, Mangold, Möhren, Radieschen, Rettich, Rucola, Rote Bete, Rotkohl, Spargel, Spinat, Tomaten, Weißkohl
Oktober	Blumenkohl, Bohnen, Brokkoli, Chinakohl, Eisbergsalat, Endiviensalat, Feldsalat, Fenchel, Gurken, Grünkohl, Kohlrabi, Kopfsalat, Kürbis, Lauch, Möhren, Radieschen, Rucola, Rosenkohl, Rote Bete, Rotkohl, Schwarzwurzeln, Sellerie, Spinat, Steckrüben, Tomaten, Topinambur, Weißkohl
November	Bohnen, Chinakohl, Endiviensalat, Feldsalat, Fenchel, Grünkohl, Kopfsalat, Kürbis, Lauch, Möhren, Rosenkohl, Rote Bete, Schwarzwurzeln, Sellerie, Steckrüben, Topinambur, Weißkohl
Dezember	Feldsalat, Rosenkohl, Schwarzwurzeln, Topinambur

Fit mit Vollwertkost

Grundsätzlich gilt: Je weniger Lebensmittel bearbeitet sind, desto wahrscheinlicher ist es, dass darin noch alle wertvollen Inhaltsstoffe enthalten sind. Vollkornmehl zum Beispiel liefert mehr Vitamine, Ballaststoffe und Mineralien als das weiße Auszugsmehl.

Wichtige Inhaltsstoffe von Getreide, Reis, Kartoffeln oder Früchten befinden sich oft in der äußeren Hülle oder unmittelbar darunter. Das heißt, durch Schälen, Polieren, Raffinieren oder Kochen in Salzwasser gehen wertvolle Vitalstoffe verloren.

So natürlich wie möglich bedeutet aber auch, dass die Lebensmittel frei von Schadstoffen sein sollten. Denn um weitere Übersäuerung zu vermeiden, sollten im Stoffwechsel möglichst wenig Abfallprodukte entstehen, damit sich keine neuen Schlacken ablagern. Neben der Frische sollten Sie also auch auf die Herkunft von Obst, Gemüse, Fleisch und Milchprodukten achten. Obst und Gemüse aus integriertem oder biologischem Anbau ist wertvoller als Produkte aus überdüngten, an Spurenelemente und Mineralien verarmten Böden, die häufig auch noch mit Pestiziden belastet sind. Das Fleisch von Tieren, die sich viel bewegen, ist dem von Tieren vorzuziehen, die bewegungsarm gehalten werden, weil es wesentlich weniger Fett, Schadstoffe und Rückstände enthält. Beispielsweise ist Forelle besser als Karpfen, Flugente besser als Mastgans, ein artgerecht gehaltenes (Wild-)Schwein besser als ein Schwein aus Massentierhaltung.

Keime und Sprossen: leckere Vitaminlieferanten

Vor allem im Winter, wenn es mit dem Angebot an frischem Saisongemüse nicht ganz so üppig aussieht, können Keime und

Sprossen köstliche zusätzliche Vitaminlieferanten sein. Der Vitamingehalt wird durch das Keimen deutlich erhöht. Im Prinzip kann man sehr viele Nahrungsmittel zum Keimen verwenden – nicht allerdings Nachtschattengewächse wie Tomaten und Kartoffeln. Auch Saatgut, das für die Aussaat im Garten gedacht ist, sollten Sie nicht keimen, denn diese Samen sind üblicherweise gegen Schädlingsbefall vorbehandelt.

Viel besser sind speziell für das Ziehen von Sprossen angebotene Samen aus dem Reformhaus. Darüber hinaus kann man aber auch alle Getreidearten, Hülsenfrüchte und Sonnenblumenkerne verwenden. Die Samen sollten nur nicht gebrochen oder beschädigt sein.

TIPP **SPROSSEN UND KEIMLINGE**

Keimlinge	**passen zu...**
Rohe Keimlinge	Salaten, Quarkspeisen
Gedünstete Keimlinge	Suppen, Eintöpfen, Gemüsegerichten
Gebackene Keimlinge	Aufläufen

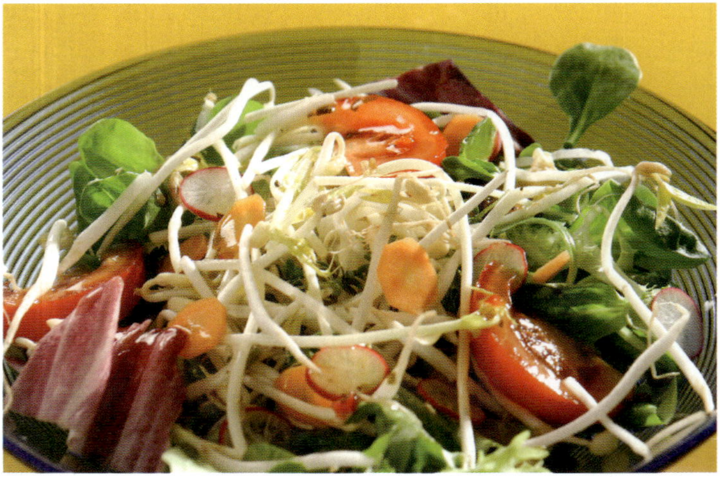

Gesunde Ernährung – dauerhaft

Eine auf Dauer Erfolg versprechende, gesunde Ernährungsform, die Ihnen bei der Regulierung des Blutdrucks helfen soll, muss einige wichtige Kriterien erfüllen:

- Sie muss gesundheitlich unbedenklich sein.
- Sie muss Ihnen den Weg zu dauerhaft gesunder Ernährung ebnen.
- Sie muss schmecken und satt machen.
- Sie muss im Alltag einfach umsetzbar sein.
- Sie müssen sich mit dieser Ernährungsweise wohl fühlen.

Eine solche Ernährungsform hilft Ihnen, nicht nur Ihre Essgewohnheiten, sondern auch die eine oder andere Ihrer Lebensgewohnheiten umzustellen, denn sie beruht untrennbar auch darauf, dass Sie sich mehr Bewegung und Entspannung verschaffen.

So wirken Sie also nicht nur dauerhaft Ihrem Bluthochdruck entgegen, eine solche Ernährungsform verhilft Ihnen auch zu mehr Wohlbefinden und Vitalität. Dieser Wohlfühleffekt ist einer der besonderen Vorteile der Säure-Basen-Balance.

Denn sie erfüllt alle genannten Kriterien einer idealen Ernährungsweise. Sie müssen außerdem nur wenige Grundregeln beachten, die Sie schnell erlernen, und die Sie auch in Ihrem normalen Alltag jederzeit umsetzen können. Bei der Säure-Basen-Diät werden die Gerichte sehr ausgewogen zusammengestellt. Sie enthalten alle notwendigen und wichtigen Nährstoffe und laden Sie dazu ein, das Essen wirklich zu genießen.

Keine Extra-Würste

Einer der großen Vorteile der Säure-Basen-Balance: Sie müssen nicht mühsam für sich und Ihre Lieben unterschiedliche Gerichte zubereiten. Denn Sie werden sehen – was Sie nach unseren Empfehlungen an leckeren Speisen kochen, wird Ihrer Familie und Ihren Freunden genauso schmecken. Die Rezepte und Kochtipps eignen sich für weniger kochfreudige Singles genauso wie für Männer oder Frauen, die eine ganze Familie zu bekochen haben. Und jeder Geschmack kommt durch die Vielfalt der Möglichkeiten auf seine Kosten.

Diese Tauschgeschäfte sind gesund

Sie werden möglicherweise nicht immer alle Zutaten verfügbar haben, die in unseren Rezepten vorgeschlagen werden. Keine Sorge –

TIPP

Wenn Sie einmal nicht genau nach den Rezepten der Säure-Basen-Balance kochen können oder vielleicht eingeladen sind, empfehlen wir Ihnen auf jeden Fall, wenn möglich, folgende „Tauschgeschäfte" ins Auge zu fassen. Ihre Gesundheit wird es Ihnen danken.

auf die vorgeschlagene Speise müssen Sie dennoch nicht verzichten. Denn natürlich können Sie zum Beispiel das eine Gemüse durch ein anderes, den vorgeschlagenen Apfel durch eine Birne oder ein anderes Stück Obst ersetzen. Sie sollten dabei nur immer darauf achten, in der basischen Logik zu bleiben: Das heißt, sie sollten jedenfalls nicht ein basisches Lebensmittel oder eine basische Zutat durch eine ersetzen, die auf Ihren Körper sauer wirkt. Zur Orientierung helfen Ihnen hier die Tabellen auf Seite 82.

TIPP **GESUNDE ALTERNATIVEN**

Statt zu ...	Greifen Sie lieber zu ...
Mischbrot	Vollkorn- oder Knäckebrot
Cornflakes	Haferflocken
Fertigmüsli mit Schokolade	Müsli mit frischem Obst
Weißem Reis	Vollkornreis
Mayonnaise	Magerjoghurt-Salatcreme
Sahneeis	Sorbets
Bonbons und Schokolade	Ungezuckerten Trockenfrüchten
Kartoffelchips	Salzstangen
Hartkäse, Weichkäse	Frischkäse, Quark
Raffiniertem Zucker	Honig, Vollrohrzucker

So adaptieren Sie Ihre eigenen Rezepte

Nicht alle Rezepte aus Ihrer eigenen Sammlung werden sich für eine dauerhaft gesunde Ernährung nach den Prinzipien der Säure-Basen-Balance eignen. Das bedeutet aber nicht, dass Sie auf Ihre Kochbuchsammlung gleich ganz verzichten müssen. Hier helfen ganz einfache Tricks, um herkömmliche Rezepte zu Rezepten zu machen, die zur Säure-Basen-Therapie passen. Oft genügt es, einige Zutaten auszutauschen oder basenorientierte Zutaten hinzuzufügen.

Salate beispielsweise sind grundsätzlich basisch. Und am besten bereiten Sie sie nach den Spielregeln der Säure-Basen-Balance mit kaltgepressten Pflanzenölen zu. Auch andere Vorspeisen können Sie leicht zu Basenlieferanten machen: Zum Beispiel, indem Sie gegrillte oder gekochte Gemüse lecker mit Olivenöl und Kräutern anrichten.

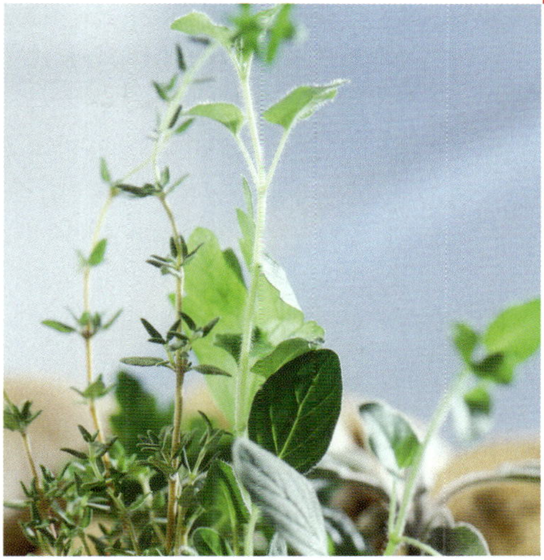

Bei Fleisch- und Fischgerichten aus Ihrem Rezeptfundus sollten Sie zunächst einmal darauf achten, fettarme Sorten zu bevorzugen und eine fettarme Zubereitungsart zu wählen. Pochieren, dämpfen, in der Folie in den Grill le-

Fettarme Garmethoden

Tipp!

Dünsten: Gemüse oder Fisch werden mit nur ganz wenig Flüssigkeit gegart. Man benötigt dazu überhaupt kein Fett.

Dämpfen: Beim Dämpfen werden die Lebensmittel nur durch Dampf gegart. Diese Garmethode ist auch sehr vitaminschonend, da die wasserlöslichen Vitamine fast alle erhalten bleiben.

Grillen (ohne Fett): für z.B. Hähnchenschlegel ist diese Methode sehr geeignet. Wenn man die Schlegel dann auch noch mehrmals mit der Gabel einsticht, kann das Fett unter der Haut ausbraten.

Kochen (in viel Flüssigkeit garen): Diese Methode ist eigentlich nur geeignet, wenn Sie eine Fleischbrühe oder Gemüsebrühe selbst herstellen wollen. Ansonsten gibt es einen zu hohen Vitamin- und Geschmacksverlust, da die Kochflüssigkeit nach der Zubereitung meist nicht mitverwendet wird. Wenn Sie Brühe oder Soßen selbst kochen, machen Sie dies am besten einen Tag vorher, so können Sie das festgewordene Fett ganz leicht abschöpfen.

Braten (ohne Fett): Den Schweinebraten kann man z.B. (statt wie sonst in Fett angebraten) völlig fettfrei im Bratenschlauch, im Römertopf oder auf dem Grill zubereiten. In beschichtetem Geschirr reicht es aus, wenn Sie die Pfanne vorher nur leicht mit Fett auspinseln. Wenn Sie dann auch noch beim Braten viel Gemüse mit dazu geben, können Sie zusammen mit dem ausgetretenen Bratensaft eine gute fettarme Soße gewinnen.

Garen in der Mikrowelle oder in Aluminiumfolie im Backofen, ganz ohne Fett.

gen, abbraten in Spezialpfannen, die kaum Fett benötigen oder das Garen im Römertopf – all das sind Zubereitungsarten, die Fett sparen und trotzdem lecker sind. Wahrscheinlich müssen Sie bei herkömmlichen Rezepten, wollen Sie sie der Säure-Basen-Balance anpassen, auch die Mengen redimensionieren: Die Eiweißspeise – also der Fisch oder das Fleisch – werden eigentlich zur Beilage. Dafür gibt es mehr Kartoffel oder Gemüse als wertvolle Basenlieferanten.

Statt stark fetthaltiger Soßen können Sie die meisten Gerichte auch sehr gut mit Gemüse-Basensoßen zubereiten. Anregungen dafür finden sie im Rezeptteil (Seite 102).

Sicher haben Sie auch einige Pastarezepte auf Lager. Keine Sorge, die müssen nicht ganz aus Ihrem Speiseplan verschwinden. Günstig im Sinn der Säure-Basen-Balance ist es allerdings, Vollwertnudeln zu verwenden. Vorsicht – diese Nudeln haben oft andere Kochzeiten als die herkömmlichen Nudeln mit Hartweizengrieß oder Eiern. Beachten Sie bei der Rezeptanpassung also auch die Kochanleitungen auf der Packung. Auch der Sugo kann vom Säure- einfach zu einem Basenlieferanten umgestaltet werden: Verwenden Sie doch zum Beispiel fein geschnittenes Gemüse statt Fleisch – das schmeckt genauso gut.

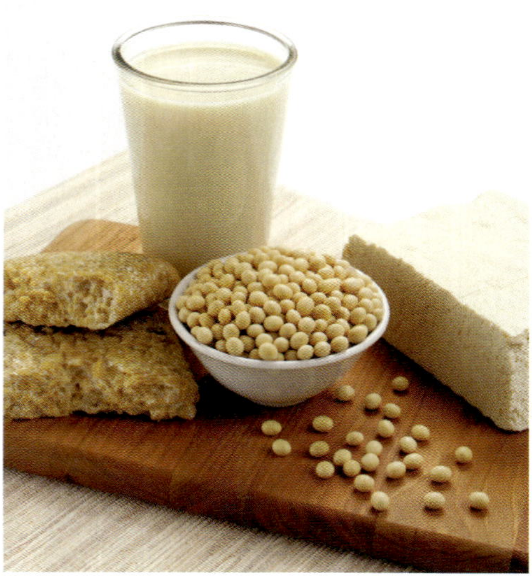

Eier sind nicht nur cholesterinreich, sondern das Eiklar belastet auch die Säure-Basen-Balance auf der sauren Seite. Darauf sollten Sie bei der Zubereitung von Teig und Kuchen achten. Biskuit und Brandteig lassen sich kaum ohne Eier machen – aber andere Teige kommen durchaus ohne sie aus. Mürbeteig etwa wird ohne Ei sogar noch knuspriger. Und Strudelteig kann auch ganz gut ohne Ei gelingen, vorausgesetzt, er wird lange genug geknetet. Auch mit Sojamehl lassen sich die Eier im Teig durchaus ersetzen – denn es enthält genauso wie Eidotter Lecithin und kann dadurch die Zutaten binden.

FETT-SPARTIPPS IM ÜBERBLICK

TIPP

- Streichfett auf Brot oder Brötchen durch Magerquark, Senf, Meerrettich, Chutneys etc. ersetzen.
- Soßen statt mit Sahne oder Crème fraîche mit einer fein pürierten Kartoffel abbinden.
- Genießen Sie statt eines sahnigen Vanilleeises lieber mal ein Fruchtsorbet.
- Verwenden Sie selbst gemischte Müslis! Fertige enthalten zu viel Schokolade, Nüsse, etc.
- Garen Sie statt in Fett lieber in Folie (Bratfolie, Alufolie).
- Bratkartoffeln nehmen weniger Fett auf, wenn sie zuerst ohne Fett angebraten werden.
- Steif geschlagener Eischnee kann bei Desserts schon mal das Sahnehäubchen ersetzen.
- Alle Fettränder vor der Zubereitung vom Fleisch entfernen.
- Gebratenes auf fettaufsaugendes Küchenpapier legen – so lässt sich das Bratfett um die Hälfte verringern

Gesunde Vorräte aus der Gefriertruhe

Nutzen Sie doch auch Ihre Tiefkühltruhe oder Ihr Gefrierfach für gesundes und praktisches Essen nach der Säure-Basen-Therapie. So können Sie in der jeweiligen Saison Gemüse einkaufen und dann auch in Zeiten mit weniger frischem Gemüseangebot verwenden. Ideal ist es, das Gemüse vor dem Einfrieren zu blanchieren. Auch Obst lässt sich gut einfrieren, es sollte allerdings nicht gezuckert sein.

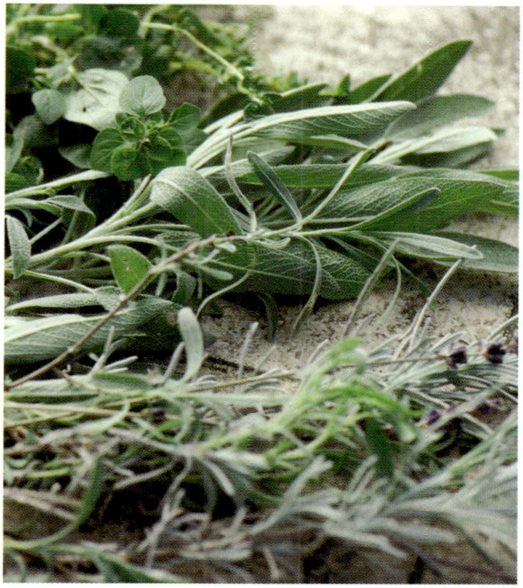

Auch frische Kräuter, von denen es vor allem im Sommer in Hülle und Fülle gibt, sollten Sie einfrieren – denn Sie brauchen sie für die Rezepte der Säure-Basen-Therapie das ganze Jahr über. Die meisten Kräuter lassen sich am besten klein gehackt einfrieren, nur Salbei und Basilikum sollten Sie in ganzen Blättern einfrieren. Praktisch ist es auch, wenn Sie von den hier beschriebenen Gerichten gleich einige Portionen mehr zubereiten – das ist nicht aufwändiger als kleinere Mengen zu machen – und diese dann einfrieren. So haben Sie, wenn es einmal schnell gehen muss, gleich ein Sortiment an gesunden Fertiggerichten zur Hand.

Essen in der Kantine und im Restaurant

Idealerweise finden Sie vielleicht sogar Arbeitskollegen, die mitmachen. Dann gelingt das Durchhalten auch viel leichter.

Wenn Sie den ganzen Tag arbeiten, ist es nicht immer ganz einfach, sich daneben auch noch um die Umsetzung dieses Programms zur Säure-Basen-Balance zu kümmern: Ihre Essenszeiten einhalten, Ihre Mahlzeiten idealerweise vorbereiten und mitnehmen, dabei eventuell Mittag- und Abendessen nach Plan vertauschen, wenn es sich nicht anders einrichten lässt: Das alles klingt vielleicht etwas kompliziert. Doch keine Sorge: Säure-Basen-Balance ist auch machbar, wenn Sie berufstätig oder viel unterwegs sind! Gehen Sie mit den Empfehlungen so um, dass es für Sie auch praktikabel ist. Suchen Sie den Kompromiss des Möglichen.

Mitgebrachtes zu Mittag

Wenn Sie tagsüber auf Kantine, Restaurant oder auf das von daheim mitgebrachte Sandwich angewiesen sind, können Sie zum Beispiel das an sich ideale, basenorientierte Mittagessen ausfallen lassen und stattdessen auf Mitgebrachtes zurückgreifen. Hier finden Sie Vorschläge, was Sie auch am Arbeitsplatz mittags essen können.

Als leckere Mahlzeit für den Arbeitsplatz eignen sich alle für das Frühstück oder das Abendessen vorgeschlagenen Brote mit Aufstrich. Sehr einfach mitzunehmen sind auch Obst und Gemüse in allen Varianten.

Wer gerne Milchprodukte mag, sollte sich selbst zubereitete Joghurts oder Quark mit Gemüse und Kräutern einpacken. Hervorragend geeignet zum Mitnehmen sind auch Suppen in der Thermoskanne: Sie machen satt, halten warm und stören nicht die Ernährungsregeln. Auch Salate (das Dressing geben Sie erst später zu) und Pellkartoffeln eignen sich gut zum Mitnehmen zur Arbeit.

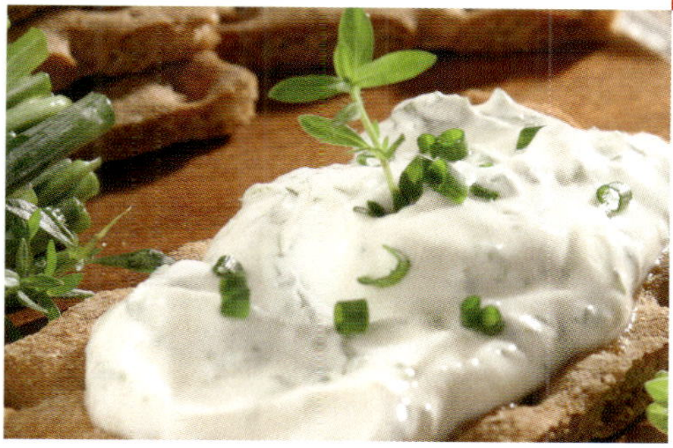

GESUNDES ZUM MITNEHMEN — **TIPP**

- Gemüse (Paprika, Cocktailtomaten, Karotten, Rettiche, Radieschen)
- Jogurt mit Früchten, Milch
- vegetarische Pizza mit wenig Käse
- Gemüsesalat
- Knäckebrot oder Vollkornbrot mit vegetarischem Aufstrich oder Quarkzubereitung
- Obst (Äpfel, Bananen, Trauben, Nektarinen)

Auswahl im Restaurant

Zugegeben – zu Hause ist es natürlich einfacher, sich an die Regeln der Säure-Basen-Balance zu halten. Doch die Erfahrungen, die Sie mit der Ernährung nach der Säure-Basen-Balance sammeln, können Sie problemlos auch bei Geschäftsessen, Hotelaufenthalten und Urlaubsreisen anwenden. Sie müssen nicht auf Partys verzichten – und Sie müssen nicht einmal allen von Ihrer Ernährungsumstellung erzählen. Aber auch wer viel unterwegs ist, und im Restaurant oder der Kantine isst, kann sich durchaus an die Ernährungsempfehlungen halten.

Tipps – Balance im Restaurant

- Essen sie zu Mittag als Vorspeise einen Salat oder eine leichte Gemüsesuppe. Abends ist es besser, auf den Salat zu verzichten.
- Verzichten Sie auf alle mit Majonnaise hergestellten Nudel-, Fleisch- oder Gemüsesalate. Besser sind Zubereitungen mit Joghurt!
- Nehmen Sie lieber Gemüsesuppen als Fleischbrühen – dann schaffen Sie schon einmal bei der Vorspeise einen Basenvorsprung!
- Die Eiweißmahlzeit sollte kleiner sein als die Beilage. Wählen Sie als Hauptgericht leichte Fisch- oder Geflügelgerichte und bestellen sie viel basenspendendes Gemüse dazu. In vielen Restaurants ist es kein Problem, eine doppelte Gemüseportion zu bestellen. Werden Fleisch und Fisch mit Nudeln oder Reis als Beilage angeboten, dann können Sie den Säurenüberschuss dadurch ausgleichen, dass Sie stattdessen Gemüse oder Kartoffeln als Beilage bestellen.
- Denken Sie auch bei den besonders wichtigen Basenlieferanten Kartoffeln an die Zubereitung: Selbst wenn Pommes auf der Speisekarte stehen, werden Sie in den meisten Restaurants stattdessen Ofenkartoffeln, Petersilkartoffeln oder Kartoffelpüree zur Hauptspeise bekommen können.

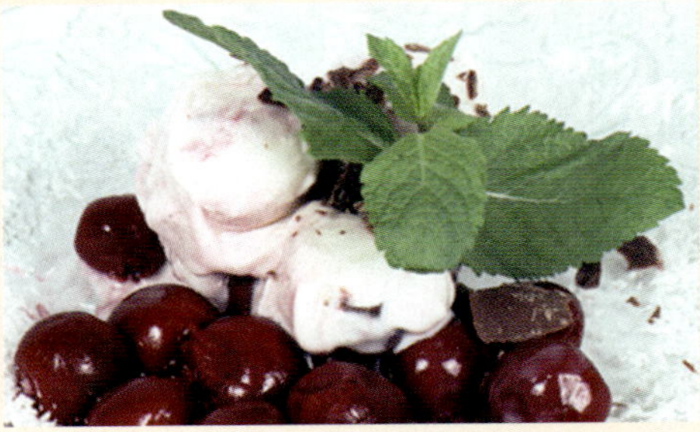

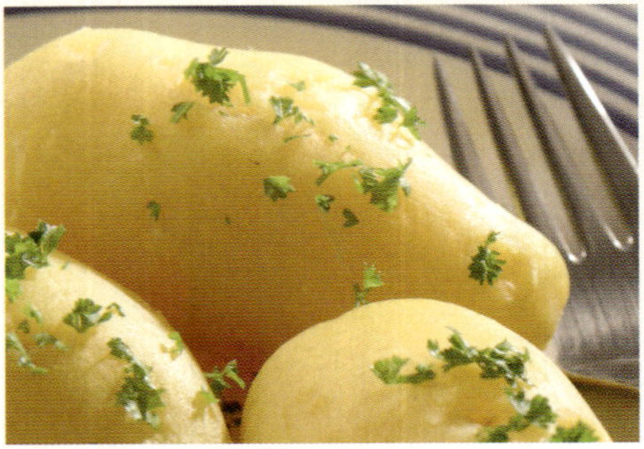

- Vorsicht bei den Soßen: Hier lauert oft viel Fett. Wenn Sie sich also einen köstlichen Spargel bestellen, lassen Sie ihn sich am besten „natur“ servieren, um auch wirklich von seiner gesundheitsfördernden Wirkung profitieren zu können – und lassen Sie die meist sehr fetthaltige Soße weg.
- Lassen Sie bei mehrgängigen Menüs am besten den einen oder anderen Gang ausfallen. Bestellen Sie mehr basische Kartoffeln oder mehr basisches Gemüse zu einer kleinen Portion Fisch oder Fleisch. Wenn möglich, bestellen Sie eher vegetarische Speisen, allerdings achten Sie auf die Zubereitung: Gebackenes Gemüse ist zum Beispiel keine gute Lösung, weil es sehr fett ist. Besser ist gedünstetes oder gedämpftes Gemüse.
- Wählen Sie als Dessert Fruchtjoghurt, frische Früchte, Quarkspeisen oder Obstsalat statt fetter Schokotorte.

Der optimale Nahrungsplan: Die tägliche Ernährung auf einen Blick

Zielsetzung der Ernährungsumstellung nach der Säure-Basen-Therapie ist vor allem, die natürlichen Regelmechanismen wieder zu aktivieren. Das setzt auch voraus, dass Sie lernen, wieder auf die Bedürfnisse Ihres Körpers zu hören und Ihren Essrhythmus auch dem biologischen Rhythmus Ihres Verdauungsapparates anzupassen. Am Morgen ist die Verdauungskraft am größten, sie nimmt über den Tag ab und ist abends am schwächsten.

Gut frühstücken

Am Morgen ist Ihr Verdauungstrakt besonders fit und wartet richtiggehend auf Arbeit. Gönnen Sie ihm daher ein gutes Frühstück. Das kann zum Beispiel eine der folgenden Frühstücksoptionen sein:

- Vollwertmüsli mit Obst
- Vollkornbrot oder Knäckebrot mit wenig Butter und Honig oder Quark
- Vollkornbrot mit Magerkäse
- Frischer Obstsalat
- Knäckebrot mit Hüttenkäse.

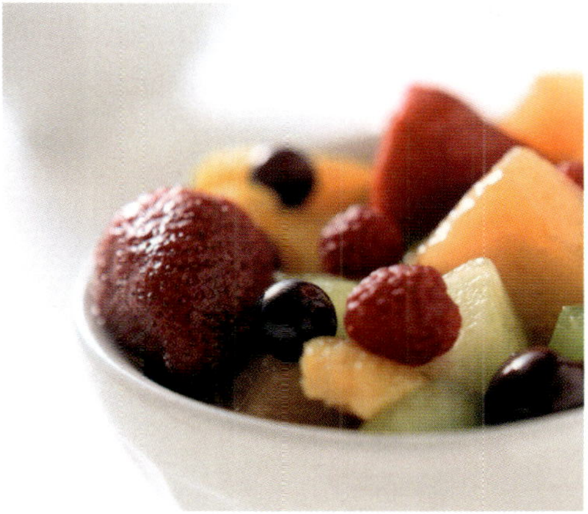

Gesund Mittag essen

Gönnen Sie sich ein gutes Mittagessen aus den leichten Rezepten der Säure-Basen-Balance. Je weniger Schweres Sie essen, desto bes-

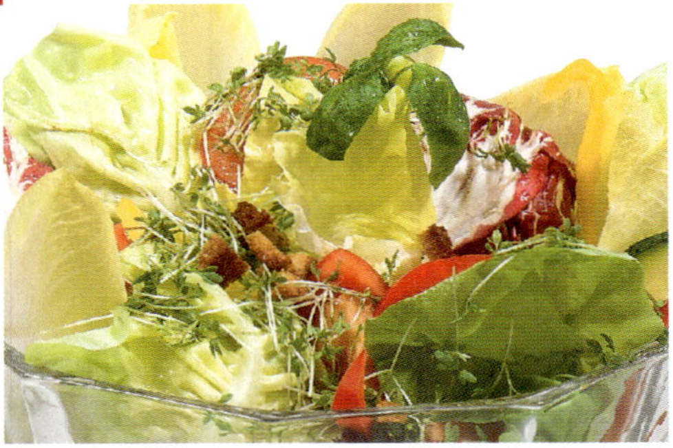

ser fühlen Sie sich hinterher. Die Müdigkeit nach dem Essen bleibt aus. Und so sieht ein gesundes Mittagsmenü aus:

- Salatplatte, Rohkost oder Gemüsesuppe
- Gedünstetes Gemüse mit Fisch, Fleisch oder einer fleischlosen vegetarischen Eiweißbeilage
- Dessert aus Quark oder Joghurt, Obstsalat

Ruhiger Abend

Abends sollten Sie möglichst nicht mehr viel essen und früh leichte Kost zu sich nehmen. Wenn Sie Hunger plagt, kann eine Tasse Kräutertee helfen. Und so könnte das Abendessen wahlweise aussehen:

- Cremesuppe
- Vollkorn- oder Knäckebrot mit pikantem Quark
- Pellkartoffel
- Gemüsetoast

Am besten ist es, ein- bis zweimal pro Woche das Abendessen ausfallen zu lassen oder bis spätestens 17 Uhr zu essen. Damit korrigieren Sie viele Alltagsfehler.

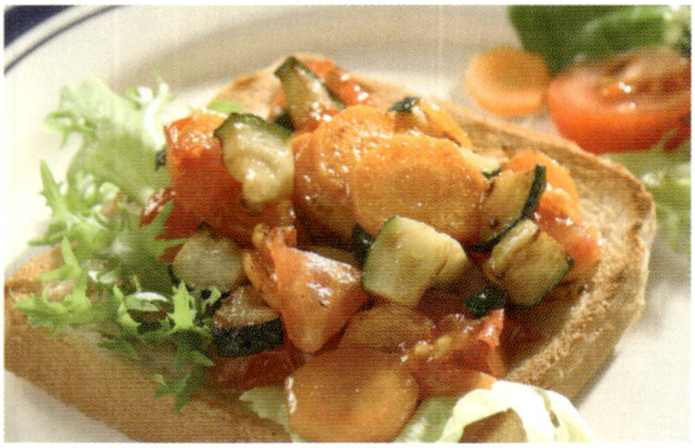

Entlastung für zwischendurch

Gerade bei erhöhtem Blutdruck ist es sinnvoll, gelegentlich Entlastungstage, zum Beispiel über ein Wochenende, einzuschalten. Gönnen Sie Ihrem Körper ab und zu diese wohlverdiente Pause. Dabei wird der Stoffwechsel spürbar entlastet, erhöhte Blutfettwerte sinken und das eine oder andere Kilo zu viel wird außerdem abgebaut. Möglichst sollten Sie dabei einen Tag wählen, an dem Sie nicht zu viele Verpflichtungen haben und sich wirklich Ruhe gönnen können.

An diesen Tagen sollten Sie auf Süßigkeiten, Alkohol, Kaffee und Schwarztee verzichten. Das Prinzip bei diesen Entlastungstagen ist immer gleich: Sie trinken viel und entlasten die Verdauung durch wenig und einseitige Ernährung.

Empfehlenswert ist es, an diesen Tagen nach dem Aufstehen eine Darmreinigung mit Bittersalz durchzuführen. Die kleinen Mahlzeiten sollten Sie in Ruhe zu sich nehmen und jeden Bissen sorgfältig und langsam kauen. Zwischen den Mahlzeiten sollten Sie viel trinken, etwa drei Liter sind ideal.

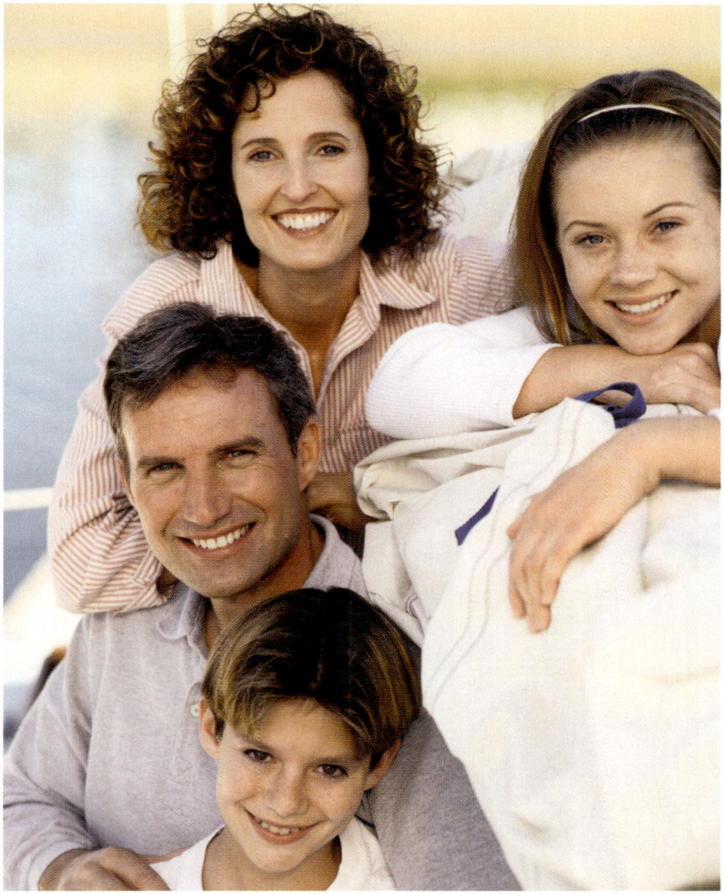

TIPP ENTLASTUNGSTAGE

Hier finden Sie eine Reihe von Vorschlägen, wie Sie solche Entlastungstage gestalten können.

MOLKETAG

Frühstück:	2 Scheiben Knäckebrot, 1/2 Liter Molke, Kräutertee
Vormittag:	Mineral- oder gutes Quellwasser, Kräutertee
Mittag:	2 Scheiben Knäckebrot, 1/2 Liter Molke, Kräutertee
Nachmittag:	Mineral- oder gutes Quellwasser, Kräutertee
Abend:	1 Scheibe Knäckebrot, 1/2 Liter Molke, Kräutertee

HAFER- ODER DINKELTAG

Frühstück:	Sechskorn-, Dinkel- oder Hafermüsli, Kräutertee
Vormittag:	Wasser, Kräutertee
Mittag:	Basensuppe mit 70 g Haferflocken, Dinkelbrötchen, Kräutertee
Nachmittag:	Wasser, Kräutertee
Abend:	Hafer- oder Dinkelschleim, Knäckebrot, Kräutertee

REISTAG

Frühstück:	1 Stück gedämpftes Obst, Kräutertee
Vormittag:	Wasser, Kräutertee
Mittag:	80 g gekochter Reis, Basensuppe, Blattsalat, Kräutertee
Nachmittag:	Wasser, Kräutertee
Abend:	70 g Reis als Milchreis, Banane, Kräutertee

OBSTTAG

Frühstück:	1 Stück gedämpftes Obst, Kräutertee
Tagsüber:	1 kg Obst nach Saison, Wasser, Kräutertee
Abend:	Basensuppe, Kräutertee

Kartoffeltag

Frühstück: 1 Stück gedämpftes Obst. Kräutertee
Vormittag: Mineral- oder gutes Quellwasser, Kräutertee
Mittag: 400 g Pellkartoffeln, Basensuppe, gedämpftes Gemüse, Kräutertee
Nachmittag: Mineral- oder gutes Quellwasser, Kräutertee
Abend: 200 g Pellkartoffeln, Wasser, Kräutertee

Rohkosttag

Morgens: Obstsalat
Mittags: Rohkostplatte und eine gekochte Kartoffel
Abend: kleine Rohkostplatte mit ein paar Nüssen
Tagsüber: Dazu den ganzen Tag viel Wasser und Kräutertee

Safttag

Tagsüber: 2 Liter Obst- oder Gemüsesaft mit 1 bis 2 Liter Wasser verdünnen und auf 3 Mahlzeiten aufteilen

Sauerkrauttag

Tagsüber: 1 kg Sauerkraut, auf 3 Portionen aufteilen, mit geriebener Karotte anmachen.
Tagsüber: Dazu den ganzen Tag viel Wasser und Kräutertee.

Quarktag

Tagsüber: 750 – 1000 g Magerquark, wenn Sie mögen mit frischen Kräutern, auf drei Mahlzeiten aufteilen.
Tagsüber: Dazu den ganzen Tag viel Wasser und Kräutertee.

Auf den folgenden Seiten finden Sie speziell für Sie ausgesuchte schmackhafte und leicht nachzukochende Rezepte. Variieren Sie nach Belieben immer im Sinne der Säure-Basen-Balance.

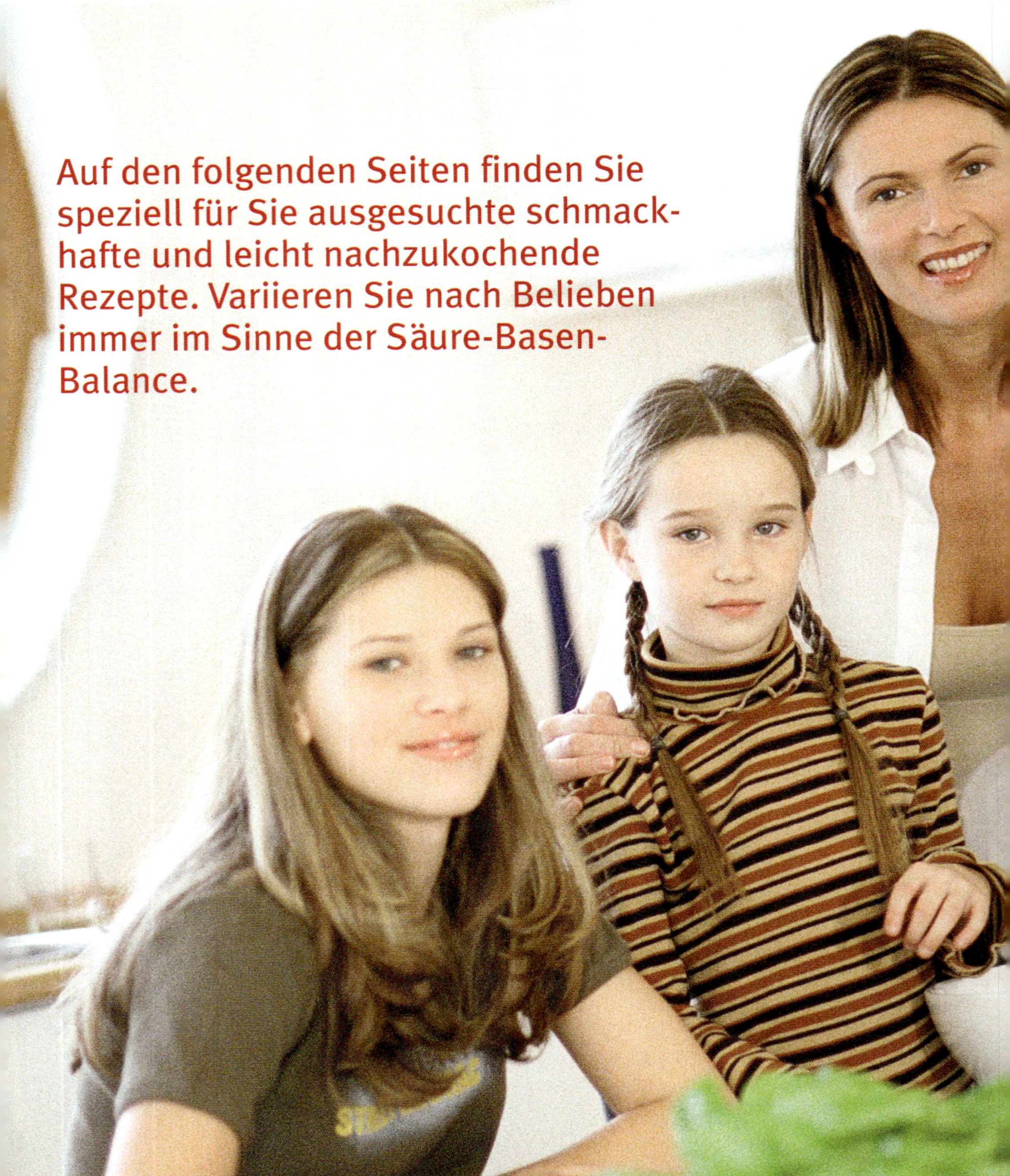

REZEPTE

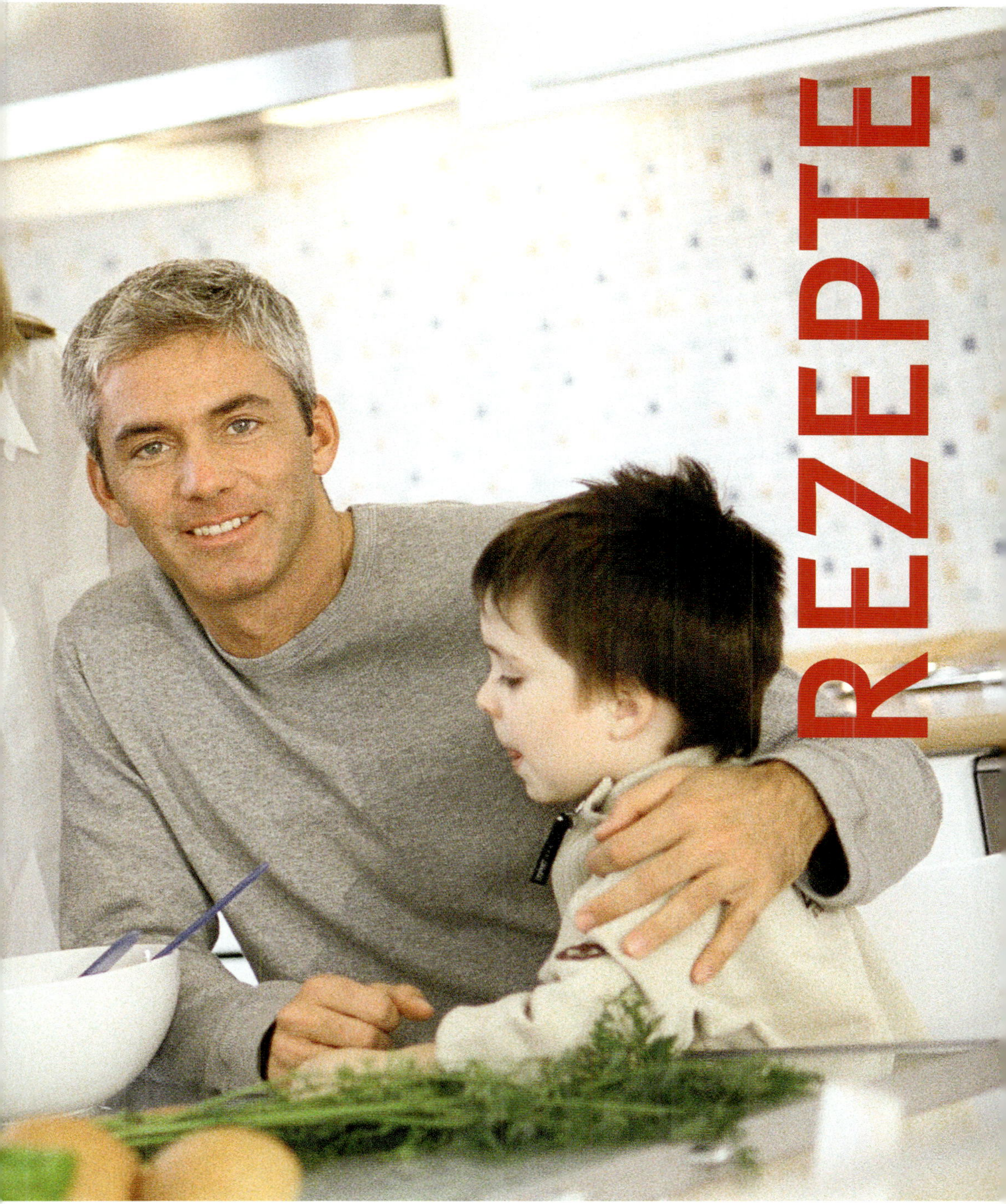

Müsli mit Apfel und Honig

Für 2 Personen

200 g	Biojoghurt
1 TL	Honig
60 g	Getreideflocken
2	Äpfel

- Biojoghurt mit einem Löffel glatt rühren, den Honig unterrühren und die Flocken unterheben.
- Äpfel schälen, vom Kerngehäuse befreien, grob raspeln. Ins Müsli rühren.

Pro Portion
ca.: 140 kcal, 7 g EW, 3 g F, 22 g KH

Tipp Dazu schmeckt auch eine Scheibe Grahambrot mit Honig.

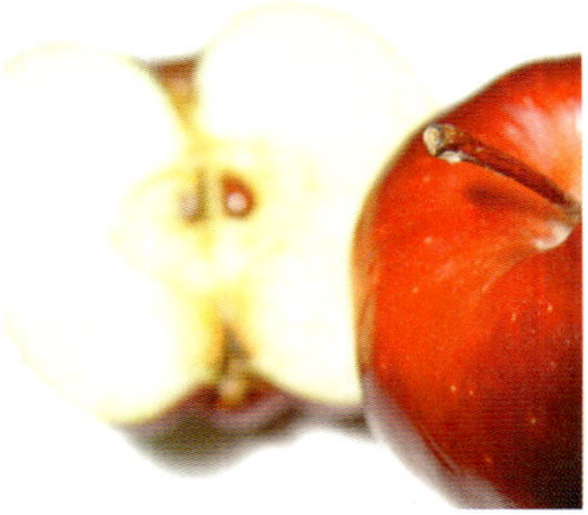

Vollkornbrot mit Avocado-Aufstrich

Für 2 Personen

30 g	Zwiebel
100 g	Tomaten
200 g	Avocadofruchtfleisch
	Zitronensaft
1	Knoblauchzehe
	Basilikum
	Salz
	Pfeffer
	Curry
2	Scheiben Vollkornbrot

- Avocado schälen, in der Mitte durchschneiden, entkernen und das Fruchtfleisch fein zerdrücken.
- Zwiebel klein schneiden, Knoblauch zerdrücken und beides unter das Avocado-Mus mischen.
- Mit Salz, Pfeffer, Basilikum, Curry und Zitronensaft abschmecken.
- Tomaten halbieren, vom Stielansatz befreien, klein würfeln und unter die Masse heben.
- Vollkornbrot mit der Avocadomischung bestreichen.

Pro Portion
ca.: 450 kcal, 8 g EW, 23 g F, 34 g KH

Hüttenkäse mit Apfel

- Äpfel waschen, halbieren, das Kerngehäuse entfernen und grob raspeln.
- Äpfel mit dem Hüttenkäse mischen und mit Zimt und Zitronensaft abschmecken.

Für 2 Personen

150 g	Hüttenkäse
2	Äpfel
	Zimt
	Zitronensaft

Pro Portion

ca.: 150 kcal, 10 g EW, 4 g F, 23 g KH

Tipp Wer die bitter-süßliche Komponente des Zimts nicht so gerne mag, kann auch eine pikante Variante probieren: Verwenden Sie stattdessen einfach ein wenig Paprikapulver.

Quinoa-Müsli mit Banane

- Den Quinoa am Vorabend in doppelter Menge Wasser gar dämpfen und auskühlen lassen.
- Am Morgen mit der klein geschnittenen Banane und dem Kefir mischen, mit Ahornsirup süßen.

Für 2 Personen

50 g	Quinoa
150 ml	Kefir
1	Banane
2 TL	Ahornsirup

Pro Portion

ca.: 275 kcal, 10 g EW, 6 g F, 50 g KH

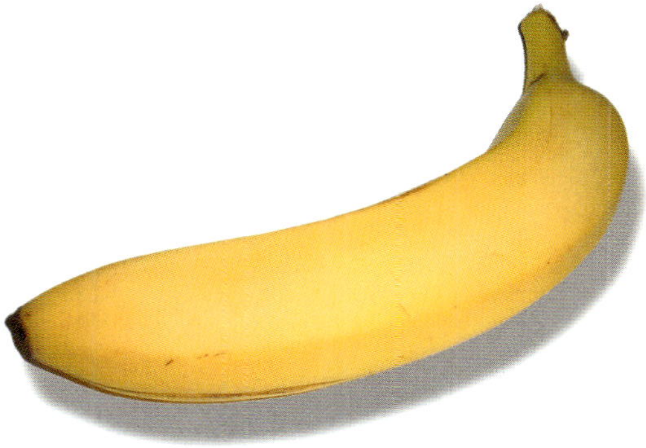

Rettich-Kräuter-Rohkost

Für 2 Personen

300 g Joghurt
Currypulver
Kardamom
1 Bund Petersilie
1 Bund Schnittlauch
1 Rettich
1 Bund Radieschen

- Joghurt, Curry, Kardamom und einen Teil der gehackten Kräuter gut verrühren.
- Rettich schälen und zusammen mit den Radieschen grob raspeln.
- Die Jogurtmarinade dazumischen und je nach Geschmack noch etwas nachwürzen. Vor dem Servieren mit den restlichen Kräutern garnieren.

Pro Portion

ca.: 115 kcal, 2 g EW, 5 g F, 11 g KH

Blattsalate mit Schafskäse und Artischocke

Für 2 Personen

Lollo Rosso
Radicchio
2 EL Balsamico
1 EL Distelöl
1 TL Sesamöl
1 EL Salatkräuter
100 g Schafskäse
4 marinierte Artischockenböden (aus dem Glas)
2 Scheiben Vollkornbrot

- Blattsalate putzen, waschen, abtropfen lassen und in mundgerechte Stücke zupfen.
- Essig mit Distelöl, Sesamöl, Salatkräutern und etwas Wasser verrühren. Die Salate im Dressing wenden und auf Tellern verteilen.
- Schafskäse würfeln und mit den Artischockenböden auf dem Salat anrichten. Mit dem Vollkornbrot servieren.

Pro Portion

ca.: 200 kcal, 14 g EW, 14 g F, 4 g KH

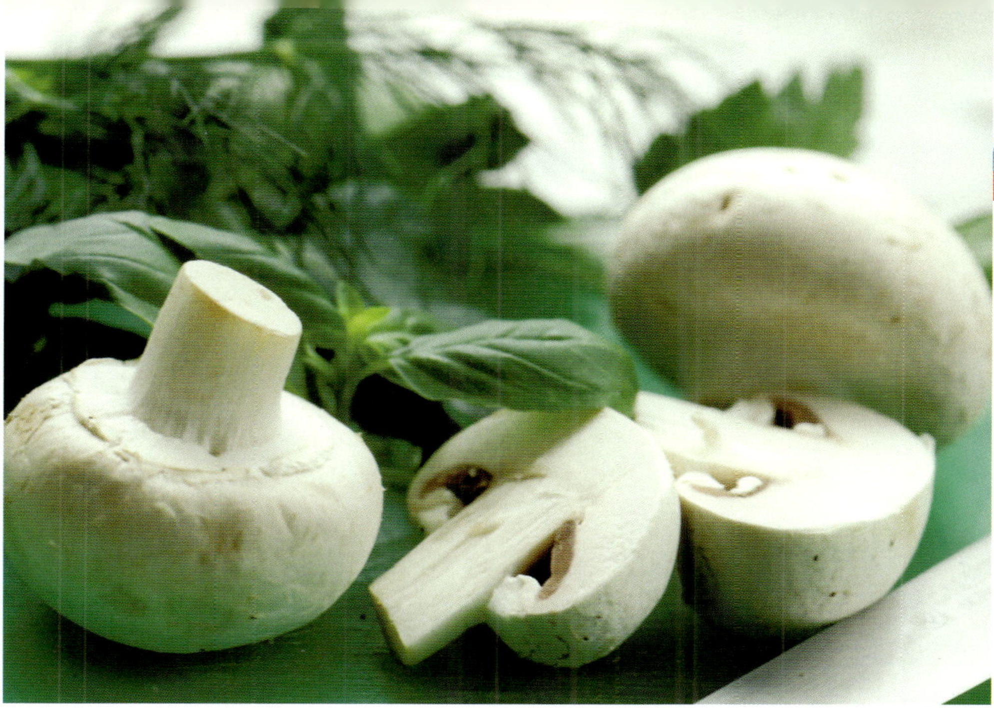

Champignonsalat

- Champignons waschen, putzen und halbieren. Sojasprossen waschen, gut abtrocknen. Gewürzgurken in kleine Würfel schneiden. Paprikaschote halbieren, Kerngehäuse entfernen und in feine Streifen schneiden.
- Gemüse gut vermischen.
- Jogurt mit Essig und den fein gehackten Kräutern verrühren und über das Gemüse geben.

Pro Portion

ca.: 90 kcal, 8 g EW, 4 g F, 7 g KH

Für 2 Personen

200 g	Champignons
100 g	Sojabohnensprossen
3	Gewürzgurken
1	Paprikaschote
150 ml	Joghurt
1 TL	Balsamico-Essig
	Petersilie
	Basilikum
	Majoran

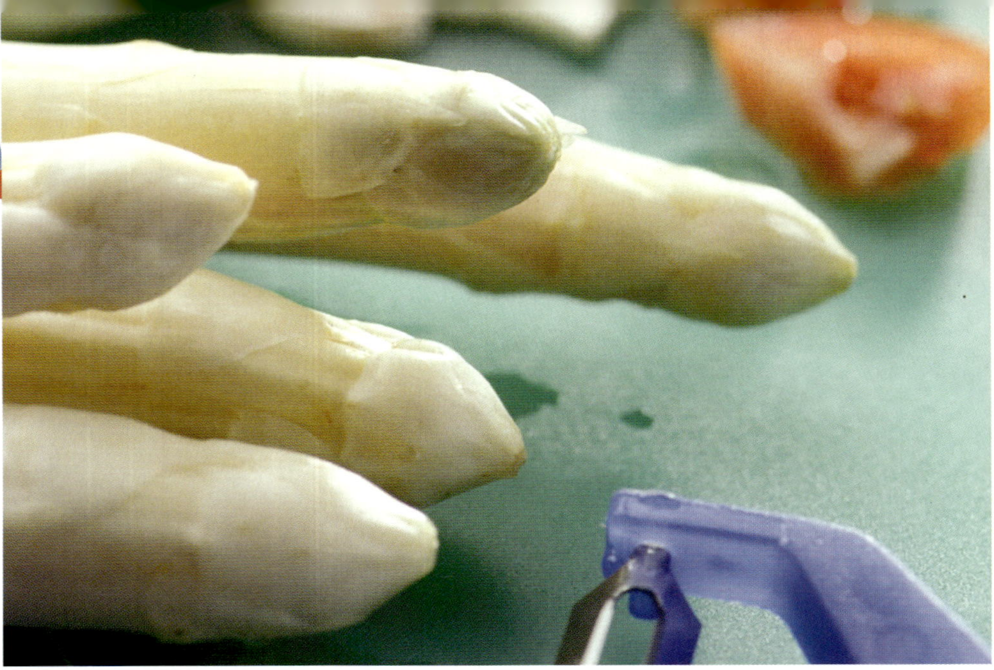

Spargelsalat mit Avocadocreme

Für 2 Personen

500 g	weißer Spargel
1	Chicorée
2	Tomaten
1	Bund Frühlingszwiebel
80 g	Avocadofleisch
1	Zitrone
4 El	Magerquark
3 El	Joghurt
1 TL	Cayennepfeffer
1	Bund Gartenkresse

- Spargel schälen und ca. 5 Minuten in leicht gesalzenem Wasser dämpfen.
- Chicorée putzen, waschen und in Streifen schneiden. Tomate vom Stielansatz befreien und in Würfel schneiden.
- Avocado schälen, halbieren, Kern entfernen und in Scheiben schneiden. Zwiebel schälen, klein würfeln und mit dem Avocadofleisch, Zitronensaft und Joghurt prürieren. Den Quark unter die Masse mischen und mit dem Cayennepfeffer würzen.
- Spargel mit der Avocadocreme anrichten und mit Kresse bestreuen.

Pro Portion

ca.: 235 kcal, 10 g F, 12 g EW, 35 g KH

Grundrezept für eine Basenbrühe

- Das Gemüse waschen, putzen und in Würfel schneiden.
- Gemüse etwa 20 Minuten kochen lassen. Nach 15 Minuten die klein gehackten Kräuter zugeben.
- Suppe durch ein feines Sieb gießen. Verwendet wird nur die klare Brühe, nicht das gekochte Gemüse.

Tipp Nachdem für viele Rezepte Basenbrühe benötigt wird, können Sie natürlich auch gleich mehr davon machen und sie portioniert einfrieren. So haben Sie immer selbst gemachte Brühe zur Hand. Wenn es einmal schnell gehen muss, können Sie die selbst gemachte Basenbrühe schon auch mal durch Suppenwürfel ersetzen – allerdings am besten Basenwürfel oder Gemüse-Suppenpulver aus dem Reformhaus. Suppenwürfel für Fleischbrühe haben viel Fett!

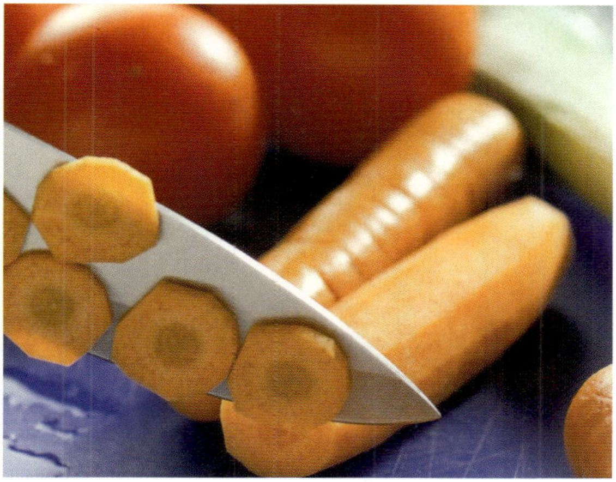

Für 2 Personen

500 g Gemüse (gut geeignet sind z. B. Zucchini, Auberginen, Fenchel, Staudensellerie, Sellerie, Karotten, Pastinaken, Petersilienwurzeln, Lauch, Kohlrabi)
frische Kräuter (z. B. Kerbel, Dill, Liebstöckel, Estragon, Basilikum, Thymian, Rosmarin, Petersilie, Lorbeer, Majoran, Salbei)
1 l kaltes Wasser

Fenchelcremesuppe

Für 2 Personen

1	Fenchelknolle
6	Kirschtomaten
1	Zwiebel
400 ml	Basenbrühe (Seite 109)
2 EL	Milch
	Pfeffer
	Zitronensaft
2 EL	Kurkuma

- Zwiebel schälen und klein würfelig schneiden.
- Olivenöl erhitzen und die Zwiebel darin andünsten.
- Fenchel putzen, ein wenig Fenchelgrün beiseite geben, die Knolle in Würfel schneiden und einige Minuten mit der Zwiebel garen.
- Mit Pfeffer und Kurkuma würzen, mit der Basenbrühe aufgießen und 20 Minuten köcheln lassen.
- Milch dazugeben, pürieren und mit Zitronensaft abschmecken.
- Vor dem Servieren mit dem klein gehackten Fenchelgrün bestreuen.

Pro Portion

ca.: 270 kcal, 15 g EW, 10 g F, 12 g KH

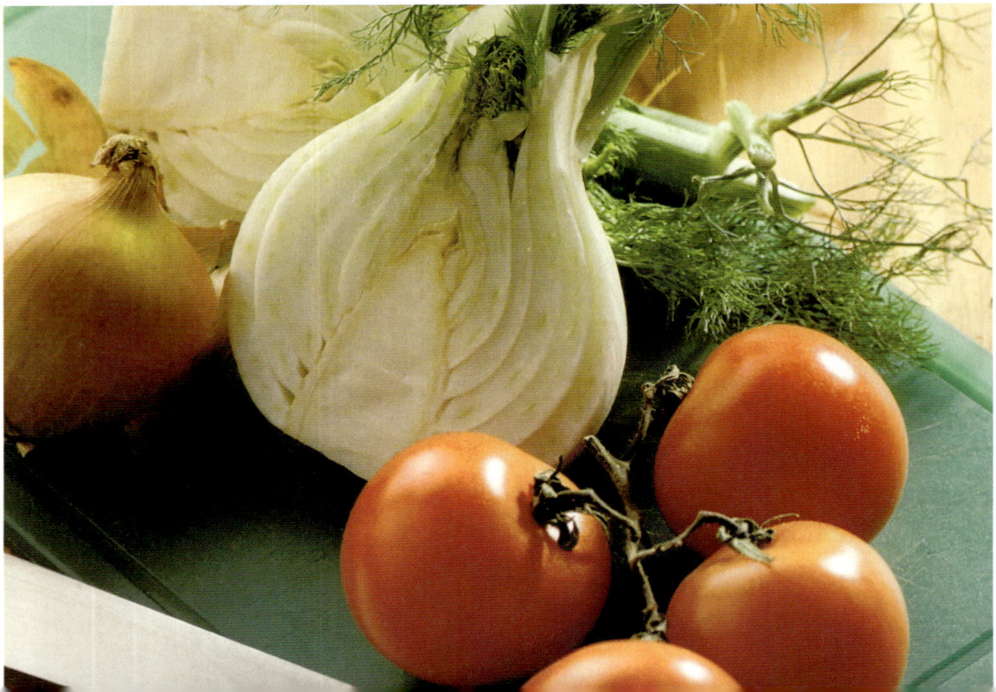

Minestrone

- Karotte, Zwiebel, Zucchino, Sellerie und Fenchel putzen und in feine Streifen schneiden.
- Tomaten halbieren, vom Stielansatz befreien, würfeln und im heißen Olivenöl andünsten.
- Die Gemüsestreifen dazugeben und etwa 10 Minuten garen.
- Gemüse mit der Basenbrühe aufgießen und einmal aufkochen. Mit den fein gehackten Kräutern, Kardamom und Pfeffer abschmecken.

Pro Portion

ca.: 220 kcal, 9 g EW, 6 g F, 35 g KH

Für 2 Personen

1 Karotte
1 Bund Frühlingszwiebel
1/2 Zucchino
1 kleine Selleriewurzel
1 Tomate
1 Zwiebel
1 Fenchel
1 TL Olivenöl
400 ml Basenbrühe (Rezept Seite 109)
1 TL Basilikum
etwas Kardamom
1 TL Liebstöckel
1 EL Petersilie
Pfeffer

Kartoffel-Avocadosuppe

- Kartoffeln in der Schale ca. 25 Minuten in reichlich Wasser garen.
- Dann die Kartoffeln pellen und mit der leicht erwärmten Brühe pürieren.
- Avocado schälen, entlang des Kerns halbieren, Kern entfernen und in kleine Würfel schneiden.
- Die Kartoffelsuppe einmal aufkochen lassen, die Avocadowürfel dazugeben und mit Kümmel, Salz und Pfeffer würzen.
- Sahne zugeben, nochmals pürieren, vor dem Servieren mit der fein gehackten Petersilie bestreuen.

Pro Portion

ca.: 460 kcal, 7 g EW, 44 g F, 50 g KH

Für 2 Personen

250 g Kartoffeln
500 ml Basenbrühe
Salz
Pfeffer
Kümmel
Petersilie
2 EL Sahne
1 Avocado

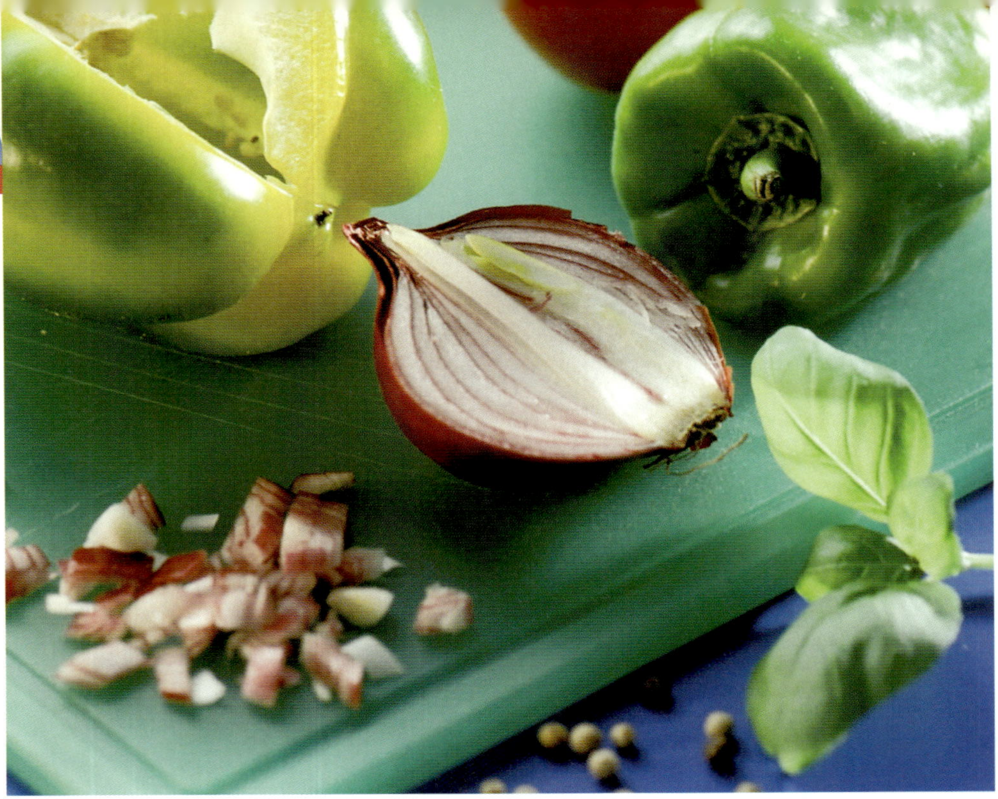

Zwiebel-Paprika-Suppe

Für 2 Personen

2	Paprikaschoten
2	Zwiebeln
2 El	Maiskeinöl
1	Zweig Thymian
400 ml	Basenbrühe (Seite 109)
	Pfeffer
	Kardamom
200 ml	Crème fraîche

- Zwiebeln schälen, würfelig schneiden und im erhitzten Öl andünsten. Paprika waschen, halbieren, Kerngehäuse entfernen und in Streifen schneiden. Zu den Zwiebel geben und mit Thymian würzen.
- Mit der Basenbrühe aufgießen und ca. 20 Minuten köcheln lassen.
- Créme fraÎche unterrühren, pürieren und mit Pfeffer und Kardamom abschmecken.

Pro Portion

ca.: 268 kcal, 17 g F, 11 g EW, 12 g KH

Getoastetes Vollkornbrot mit Kartoffelaufstrich

Für 2 Personen

- 2 Scheiben Vollkornbrot
- 100 g mehlige Kartoffeln
- 2 EL Sauerrahm
- 1 Eiklar
- Salz
- Pfeffer
- Muskatnuss
- 1 Bund Gartenkresse

- Kartoffeln in der Schale kochen, pellen, zerdrücken und mit Sauerrahm, Eiklar, Salz, Pfeffer und geriebenem Muskat pürieren.
- Die Masse abkühlen lassen, Kresseblättchen darunter mischen.
- Das Vollkornbrot toasten und mit dem Aufstrich servieren.

Pro Portion

ca.: 180 kcal, 6 g EW, 4 g F, 35 g KH

Petersilienmousse auf Rucola

Für 2 Personen

- 400 g Petersilienwurzeln
- 50 ml Joghurt
- 50 g Magerquark
- 1 Eiklar
- 3 Blatt Gelatine
- Muskat
- Kümmel
- 100 g Rucola
- 2 EL Balsamico
- 1 EL Olivenöl

- Petersilwurzeln putzen, waschen, in Stücke schneiden und in wenig Wasser mit dem Kümmel rund 15 Minuten gar kochen. Abkühlen lassen und pürieren.
- Gelatine etwa 10 Minuten in Wasser einweichen.
- Eiklar und Joghurt verquirlen, Gelatine ausdrücken und in der Masse auflösen. Den Joghurt und das Petersilienpüree unterheben, mit geriebenem Muskat abschmecken und kalt stellen.
- Rucola putzen, waschen und mit Balsamico und Olivenöl marinieren.
- Den Salat auf Teller geben. Vom Mousse mit einem Suppenlöffel Nocken abstechen und auf den Salatblättern anrichten.

Pro Portion

ca.: 170 kcal, 6 g EW, 13 g F, 18 g KH

Karotten-Meerrettich-Aufstrich

Für 2 Personen

200 g Magerquark
200 g Karotten
50 g Meerrettich
1 Bund Petersilie
1 El Currypulver

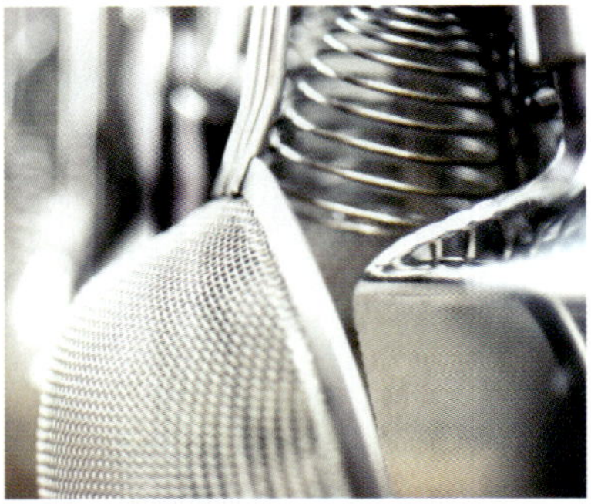

- Karotten putzen, in kleinere Stücke schneiden und ca. 15 Minuten in wenig Wasser dämpfen.
- Meerrettich schälen und fein raspeln. Petersilie waschen, abtrocknen und fein hacken. Meerrettich, Petersilie und Curry mit dem Magerquark vermischen. Die Karotten dazugeben und das Ganze pürieren.

Pro Portion
ca.: 145 kcal, 15 g EW, 1 g F, 12 g KH

Tipp: Der Aufstrich schmeckt gut mit frischen Vollkornbrötchen, aber auch als Dip mit Dinkelstangen.

Tsatsiki

Für 2 Personen

200 g Salatgurke
150 g Magerquark
1 Knoblauchzehe
1 EL Kardamom
Pfeffer
2 TL Olivenöl
2 TL Dill
2 EL Petersilie

- Gurke gut waschen und trocken tupfen, dann raspeln und in einem Sieb etwa 2 Stunden entwässern lassen.
- Gurke mit dem Quark glatt rühren.
- Den Knoblauch schälen, durch eine Knoblauchpresse drücken und dazurühren. Mit Kardamom und Pfeffer würzen und Olivenöl darunter rühren.
- Dill und Petersilie fein hacken und untermischen.

Pro Portion
ca.: 120 kcal, 3 g F, 11 g EW, 12 g KH

Tofu-Nudelauflauf

- Tofu in Würfel schneiden.
- 1 EL Öl mit gehacktem Basilikum, Oregano, zerdrücktem Knoblauch, fein gewürfelte Zwiebeln, Pfeffer und Kardamom mischen und den Tofu darin 15 Minuten marinieren.
- Nudeln in Salzwasser entsprechend der Packungsanweisung al dente kochen und abgießen.
- Aubergine würfeln, im restlichen Öl 5 Minuten anbraten. Tomate würfeln, untermischen und 1 Minute weiterbraten. Tofumischung und Nudeln dazugeben, vermischen und kurz erwärmen.

Für 2 Personen

100	g	Tofu
2	EL	Olivenöl
2	EL	Basilikum
2	EL	Oregano
2		Knoblauchzehen
2		Zwiebeln
		Pfeffer
1	EL	Kardamom
120	g	Vollkornpenne
1		Aubergine
200	g	Tomaten

Pro Portion

ca.: 280 kcal, 12 g EW, 13 g F, 32 g KH

Kartoffelgulasch

- Kartoffeln schälen und in Würfel schneiden.
- Zwiebeln und Knoblauch schälen und fein würfeln. Im Olivenöl andünsten, Kartoffeln dazugeben und etwa 5 Minuten weiter dünsten.
- Mit Majoran, Kümmel, Paprikapulver und Cayennepfeffer würzen und dann mit der Basenbrühe aufgießen. Lorbeerblatt dazugeben und ca. 20 Minuten garen lassen.
- Zum Schluss Sahne untermischen und mit Salz und Pfeffer abschmecken.

Für 2 Personen

200	g	Kartoffeln
2		Zwiebel
2		Knoblauchzehen
2	El	Olivenöl
200	ml	Basenbrühe
2	El	Sahne
1	El	Balsamico-Essig
1		Lorbeerblatt
		Majoran
		Kümmel
2	EL	Paprikapulver
1	TL	Cayennepfeffer
		Salz
		Pfeffer

Pro Portion

ca.: 340 kcal, 12 g EW, 13 g F, 62 g KH

Kartoffel-Zucchini-Gratin

Für 2 Personen

400 g Kartoffeln
2 Zucchini
Salz
Pfeffer
1 EL Sahne
100 ml Milch
3 Tomaten
100 ml Basenbrühe
Basilikum
Oregano

- Kartoffeln schälen und in hauchdünne Scheiben schneiden.
- Zucchini putzen und in Scheiben schneiden.
- Kartoffeln und Zucchini abwechselnd in eine feuerfeste Form schichten. Mit wenig Salz und Pfeffer würzen. Mit Sahne und Milch begießen, im Ofen bei 200 °C 40–45 Minuten garen.
- Tomaten waschen, Stielansätze herausschneiden, würfeln, kurz in Olivenöl andünsten und mit der Basenbrühe aufgießen. Pürieren, durch ein Sieb streichen und mit Pfeffer und fein gehacktem Basilikum und Oregano abschmecken.
- Das Gratin mit Tomatensoße servieren.

Pro Portion

ca.: 370 kcal, 14 g EW, 14 g Fett, 65 g KH

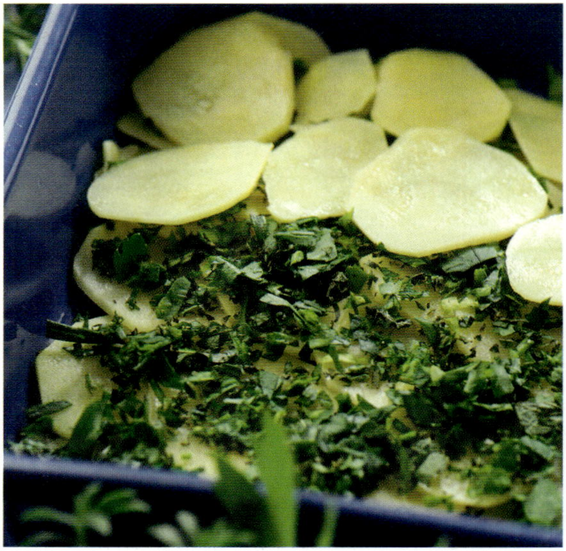

Pikanter Buchweizen mit Currysoße

- 2 der Zwiebeln schälen und in Würfel schneiden.
- Knoblauch schälen und klein schneiden.
- Olivenöl erhitzen, Knoblauch und Zwiebeln kurz anrösten.
- Buchweizen dazugeben, kurz anschwitzen lassen, mit Salz und Kurkuma würzen und mit der Basenbrühe aufgießen.
- Etwa 15 Minuten auf kleiner Flamme köcheln lassen, dann noch 10 Minuten zugedeckt ohne Hitze ausdämpfen lassen.
- Petersilie waschen und fein hacken und mit Koriander und Thymian vermischen.
- Für die Soße eine Zwiebel schälen, fein schneiden und in Olivenöl andämpfen. Curry dazugeben.
- Banane schälen, zerdrücken und zur Zwiebel geben.
- Die Mischung mit der Milch aufgießen und auf kleiner Hitze nochmals gut vermischen.
- Die Currysoße zum Buchweizen servieren.

Für 2 Personen

100 g	Buchweizen
200 ml	Basenbrühe
	Meersalz
2	Knoblauchzehen
3	Zwiebeln
1	Bund Petersilie
	Koriander
1 TL	Kurkuma
	Thymian
2 EL	Olivenöl
200 ml	Milch
1 EL	Currypulver
1	Banane

Pro Portion

ca.: 390 kcal, 5 g EW, 13 g Fett, 63 g KH

Tipp Zur Currysoße gibt es noch wunderbare Alternativen, die gut zu dieser Art von einfachen Gerichten passen. Zum Beispiel eine Kräutersoße: Statt Curry und Banane geben Sie Thymian, Estragon, Oregano und Rosmarin, frisch und fein gehackt, zur angedämpften Zwiebel – und reiben in die warme Soße eine halbe rohe Kartoffel, um sie zu binden.

Brokkoli-Fenchel-Auflauf mit Pinienkernen

Für 2 Personen

300 g	Brokkoli
200 ml	Basenbrühe (Seite 109) zum Blanchieren
1	Knolle Fenchel
250 g	Kartoffeln
	etwas Öl für die Auflaufform
1	Ei
150 ml	saure Sahne
200 ml	Milch
1	Knoblauchzehe
	Muskat
	Pfeffer
2 EL	Pinienkerne

- Brokkoli waschen, putzen, in Röschen teilen und etwa 5 Minuten in der Gemüsebrühe blanchieren.
- Fenchel putzen, waschen, halbieren, den Strunk herauslösen und in breite Streifen schneiden. Ebenfalls in Gemüsebrühe einige Minuten blanchieren.
- Gemüse gut abtropfen lassen.
- Kartoffeln in wenig Wasser ca. 15 Minuten garen, pellen und in Scheiben schneiden. In eine mit Öl ausgepinselte Auflaufform geben. Brokkoli und Fenchel einschichten.
- Ei mit der sauren Sahne und der Milch kräftig verrühren. Wer es mag, presst noch eine Knoblauchzehe hinein. Mit Muskat und Pfeffer würzen. Die Sahnesoße über die Gemüse-Kartoffel-Mischung geben.
- Den Auflauf im vorgeheizten Backofen etwa 15 bis 20 Minuten überbacken. 5 Minuten vor Ende der Garzeit noch 2 EL Pinienkerne (oder auch Sonnenblumenkerne) darüber streuen.

Pro Portion
ca.: 457kcal, 27g EW, 24g F, 31g KH

Tipp Dieser Auflauf lässt sich wunderbar variieren. Versuchen Sie es doch einmal mit Blumenkohl oder Sellerie.

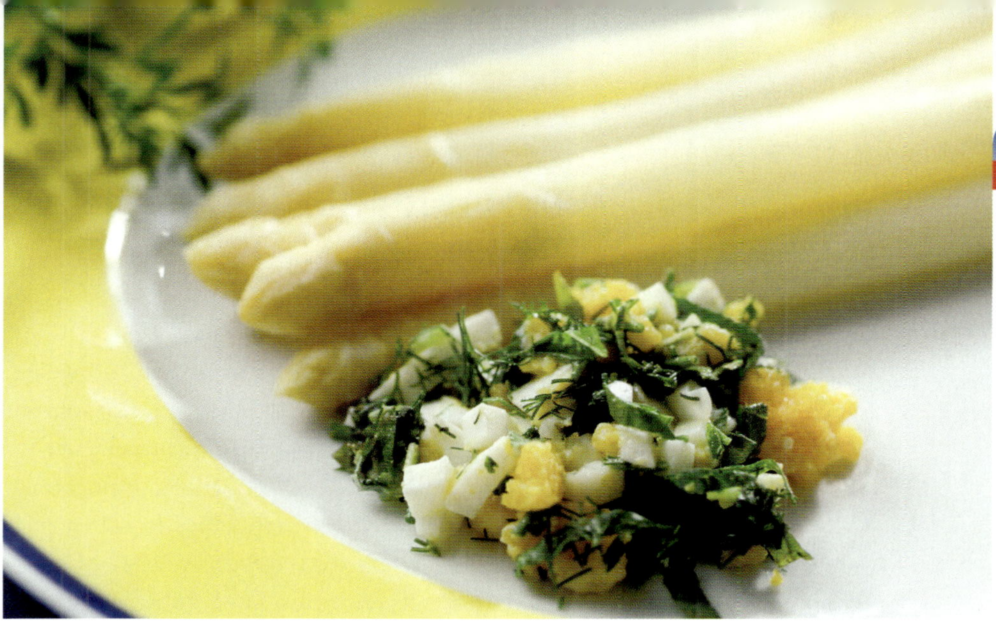

Spargel mit Vinaigrette

- Die Kartoffeln waschen und ca. 20 Minuten weich kochen.
- Den Spargel dünn schälen und in leicht gesalzenem Wasser ca. 15 Minuten gar kochen.
- Für die Vinaigrette die Eier hart kochen, kalt abschrecken, schälen und klein hacken. Die Schalotten schälen und klein würfeln. Die Eier und Schalottenwürfel gut mit Öl und Essig mischen und mit den Kräutern würzen.
- Den Spargel und die Kartoffeln anrichten und mit der Vinaigrette übergießen.

Für 2 Personen

500 g	Kartoffeln
1 kg	weißer Spargel
	Muskatnuss
2	Eier
4	Schalotten
4 EL	Olivenöl
2 EL	Balsamico
2 TL	Liebstöckel
2 EL	Petersilie

Pro Portion

ca.: 380 kcal, 19 g EW, 10 g F, 59 g KH

Tipp Statt weißem Spargel können Sie auch grünen Spargel verwenden – oder die beiden Sorten mischen. Grünen Spargel muss man nicht ganz schälen, sondern nur im unteren Drittel.

Gekochtes Rindfleisch mit Spinat

Für 2 Personen

200 g	mageres Rindfleisch
500 g	Blattspinat
1	Bund Suppengemüse
100 g	Zwiebel
2 El	Sonnenblumenöl
	Salz
2	Knoblauchzehen
	Muskat
	Pfeffer

- Suppengemüse putzen, klein schneiden.
- Rindfleisch mit dem Gemüse in einen Topf geben, mit Wasser bedecken, 40 Minuten weich kochen.
- Spinat putzen, waschen und kurz blanchieren.
- Zwiebel und Knoblauch schälen und klein schneiden. Beides im erhitzten Öl andünsten, salzen, pfeffern und den Spinat dazugeben. Weitere 5 Minuten dünsten, mit geriebenem Muskat abschmecken.
- Das Fleisch in dünne Scheiben schneiden und mit dem Spinat anrichten.

Pro Portion

ca.: 250 kcal, 29 g EW, 12 g F, 13 g KH

Lammcurry mit Zitronenreis

Für 2 Personen

250 g	Lammfleisch
	Salz
2 TL	Öl
1	Apfel
200 ml	Basenbrühe (siehe S. 109)
1 EL	Sahne
2 TL	Curry
100 g	Naturreis
1	Zitrone
75 g	Joghurt
1 El	Rapsöl

- Lammfleisch in mundgerechte Stücke schneiden, salzen und ca. 4 Minuten in heißem Öl anbraten.
- Den Apfel in Stücke schneiden und mit der Basenbrühe, Sahne und Curry in einem Topf erhitzen. Bei mittlerer Hitze kochen, bis der Apfel zerkocht ist. Dann die Fleischwürfel in die Soße geben.
- Den Reis waschen, abtropfen lassen, mit dem Zitronensaft vermischen, mit etwa 200 ml Wasser aufsetzen. Ist das Wasser verkocht, den Reis noch etwa 10 Minuten ziehen lassen.
- Reis, Lammcurry und Joghurt vermischen.

Pro Portion

ca.: 520 kcal, 30 g EW, 12 g F, 70g KH

Perlhuhnbrüstchen

- Die Deckel der Tomaten abschneiden und die Kerne mit einem Löffel auskratzen.
- Das Brot und den geputzten Zucchino in kleine Würfel schneiden. Mit den fein gehackten Kräutern und dem durchgepressten Knoblauch kurz andünsten und die Tomaten damit füllen. Deckel darauflegen, Tomaten auf ein Backblech setzen.
- Tomaten bei 180 °C 10 Minuten backen.
- Perlhuhnbrüstchen im heißen Distelöl von jeder Seite ca. 5 Minuten braten, in Scheiben schneiden und mit den gefüllten Tomaten servieren.

Für 2 Personen

2	Fleischtomaten
1	Scheibe Dinkelbrot
1	grüner Zucchino
	Rosmarin
	Thymian
1	Knoblauchzehe
	wenig Salz
	Pfeffer
200 g	Perlhuhnbrüstchen
2 El	Distelöl

Pro Portion

ca.: 345 kcal, 17 g EW, 11 g F, 28 g KH

Sommergemüse mit Putenfilet

- Paprika waschen, entkernen und in Streifen schneiden. Zucchino gut waschen und in Scheiben schneiden. Tomaten waschen, Stielansatz entfernen und vierteln. Zwiebeln in Ringe schneiden.
- 1 EL Olivenöl erhitzen, Paprika darin 5 Minuten braten. Zucchinoscheiben und Zwiebelringe sowie die Tomaten dazugeben und weitere 5 Minuten braten. Mit Pfeffer, Kardamom und Oregano würzen, 3 Minuten köcheln lassen, warm stellen.
- Das Fleisch waschen und abtrocknen, in 1 EL Öl rundum gut anbraten, pfeffern und fertig garen.
- Anrichten und mit dem Thymian bestreuen.

Für 2 Personen

2	gelbe Paprikaschoten
1	Zucchino
2	Zwiebeln
2 EL	Olivenöl
200 g	Tomaten
	Pfeffer
	Kardamom
	Oregano
200 g	Putenbrustfilet
1	Zweig Thymian

Pro Portion

ca.: 350 kcal, 20 g F, 30 g EW, 6 g KH

Petersilienlachs im Gemüsebett

Für 2 Personen

200 g	Lachsfilet
	Zitronensaft
	Pfeffer
1	Bund Suppengrün von 500 g (Porree, Sellerie, Möhren)
2 El	Olivenöl
100 ml	Basenbrühe (Seite 109)
1	Bund glatte Petersilie
2 El	Sahne

- Lachsfilet waschen und mit Zitronensaft beträufeln und pfeffern.
- Lauch putzen und in schräge Streifen scheiden, Sellerie schälen und in Stifte schneiden, Karotten putzen und in Scheiben schneiden.
- In einem großen, flachen Topf das Öl erhitzen, Gemüse dazu geben und darin andünsten. Mit Pfeffer würzen, mit der Gemüsebrühe aufgießen.
- Petersilie waschen, trockenschütteln und hacken. Lachsfilets auf das Gemüse setzen, Sahne angießen und mit der Hälfte der Petersilie bestreuen. Bei kleiner Hitze und bei geschlossenem Deckel etwa 15 Minuten garen lassen. Der Fisch sollte nicht zerfallen.
- Mit der Petersilie bestreuen und servieren.

Pro Portion

487kcal, 35g EW, 34g F, 11g KH

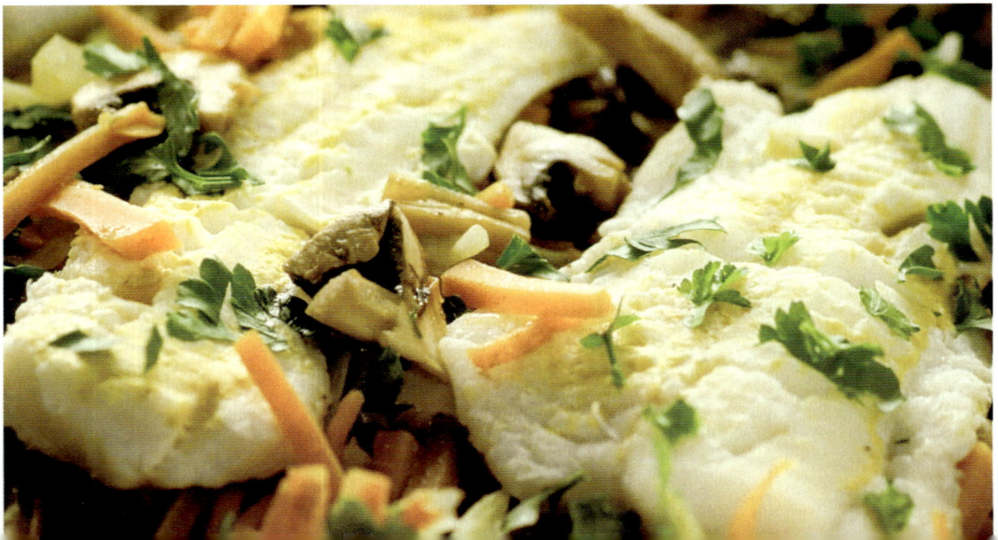

Topinambur mit Schollenfilet

Für 2 Personen

200 g	Schollenfilets
	Salz
1 EL	Zitronensaft
2 EL	Olivenöl
500 g	Topinambur
100 ml	Milch
	Basilikum
1 El	Sahne
	Pfeffer
	Muskatnuss

- Topinambur putzen, schälen und in Wasser etwa 20 Minuten garen. Wasser abgießen und die Topinambur noch warm pürieren oder durch die Kartoffelpresse drücken. Mit der Milch, Sahne, pürieren und mit Pfeffer und Muskatnuss würzen.
- Die Schollenfilets salzen, mit Zitrone beträufeln und auf beiden Seiten kurz im erhitzen Olivenöl anbraten.
- Püree anrichten, fein gehacktes Basilikum darüber streuen und mit den Fischfilets servieren.

Pro Portion

ca.: 390 kcal, 22 g EW, 16 g F, 45 g KH

Spinat mit Red Snapper

Für 2 Personen

20 g	Ingwerwurzel
1	Knoblauchzehe
1	Zwiebel
1	Chilischote
3 El	Olivenöl
1	Zitrone
200 g	Filet vom Red Snapper

- Ingwer, Zwiebel und Knoblauch schälen und fein würfeln.
- Spinat putzen und waschen, zurechtzupfen.
- Chilischoten gut entkernen und fein hacken.
- 1 EL Olivenöl mit dem Zitronensaft und Chili verrühren.
- 2 EL Olivenöl erhitzen, Knoblauch, Ingwer und Zwiebel darin glasig dünsten und den Spinat dazu geben, weitere 5 Minuten dünsten.
- Die Filets waschen, trocken tupfen und im heißen Zitronen-Chili-Öl 5 Minuten braten.
- Spinat anrichten und die Filets darauf legen.

Pro Portion

ca.: 225 kcal , 12 g EW, 14 g F, 1 g KH

Gefrorene Aprikosencreme

Für 2 Personen

300 g reife Aprikosen
1 Pkg. Natur-Vanillezucker
Saft einer Limette
400 ml Soja-Drink
2 EL Birnendicksaft
2 EL Pistazien
Minzblätter

- Die Aprikosen kurz in kochendes Wasser tauchen, häuten, klein zerschneiden und fein pürieren.
- Mit Vanillezucker, Limettensaft, Soja-Drink und Agavendicksaft verrühren. Entweder in der Eismaschine zubereiten oder 4 Stunden ins Tiefkühlfach geben. Das Dessert sollte nicht fest gefroren, sondern cremig sein.
- Mit Pistazien und Minzblatt garnieren.

Pro Portion

ca.: 215 kcal, 18 g EW, 8 g F, 20 g KH

Heidelbeer-Brombeercreme

Für 2 Personen

150 g Heidelbeeren
150 g Brombeeren
1 TL Zitronensaft
20 g Zucker
2 Blatt weiße Gelatine
2 Eiweiß
4 EL Sahne

- Die Früchte waschen und im Mixer oder mit dem Passierstab zerkleinern und den Zitronensaft sowie den Zucker hinzufügen.
- Die Gelatineblätter in kaltem Wasser einweichen. Herausnehmen, abtropfen lassen und in einer Tasse im Wasserbad auflösen.
- Anschließend die Gelatine unter das Fruchtmark rühren. Die Masse kalt stellen.
- Eiweiß und Sahne getrennt steif schlagen und unter die Fruchtcreme heben, sobald sie fest zu werden beginnt. Die fertige Creme kalt stellen.

Pro Portion

200 kcal, 7g EW, 10g F, 20g KH

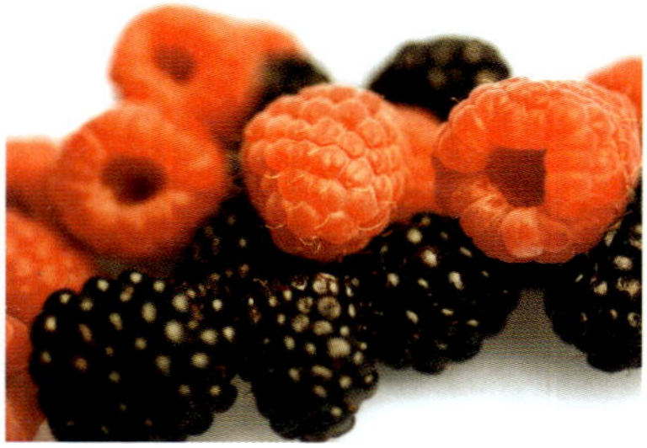

Sachverzeichnis

Naturheilverfahren – nach Dr. med. Robert M. Bachmann

Die Dr. F.X.Mayr-Kur

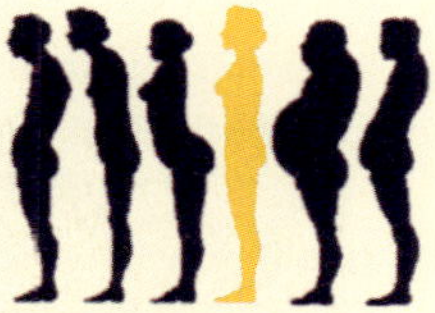

Haltungsformen
nach Dr. F.X. MAYR

Diagnostik und Therapie nach Dr. F.X.Mayr
Fortbildungsveranstaltung zum Thema Naturheilverfahren:
Über die Akademie für Naturheilkunde wird dieser Kurs in Theorie und Praxis angeboten. Er befähigt die Teilnehmer, Diagnostik und Therapie nach Dr. F.X. Mayr gezielt in der Behandlungspraxis einzusetzen. Der Kurs ist geeignet für medizinisch-therapeutische Berufsgruppen, z.B. Heilpraktiker, medizinische Bademeister und Kneipp-Bademeister, Arzthelferinnen, Physiotherapeuten, Gesundheitspädagogen, auch Pflegeberufe, Angehörige, Medizinstudenten, Zivildienstleistende u.a.
Weitere Kurse finden Sie unter www.drbachmann.de

Basenpulver / Basentabletten nach Dr. Bachmann®

Bei Mineralien- und Elektrolytmangel zur Regulierung des Säure-Basen-Haushaltes.
Bei Stress-Symptomen und Ernährungsfehlern, Konzentrationsschwäche, Vorbeugung bei Kopfschmerz und Migräneneigung, Muskelkrampf, Magen- und Darmstörungen, zur Unterstützung beim Fasten, Entgiftung und Entschlackung sowie bei Heilfastenkuren bzw. kalorienreduzierten Kostformen. Steigert körperliches, geistiges und seelisches Wohlbefinden, Aktivität und Leistungsfähigkeit. Bei Ernährungsfehlern wie zu spätes, fettes, schnelles Essen, zuviel Fleisch, Kaffee, Alkohol, Bewegungsmangel und Streß.

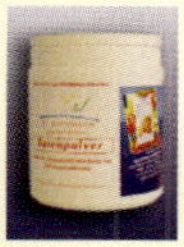

Das 7-Tage Basen-Fasten-Paket
für Gesunde nach Dr. Bachmann®
Das Komplett-Paket für eine 7-Tage-Fastenkur zum Abnehmen und Wohlfühlen.
Ideal für Urlaub – Freizeit – Wellness

Bezugsquelle:
Bücher, Heilkräutertees, Mineralstoffpräparate und andere wichtige Wellness- und Gesundheitsartikel zum Thema:
AC - SHOPPING
Römerstr. 21, 86842 Türkheim
Tel.: 0049 (0) 08245 / 903377
Fax: 0049 (0) 08245 / 903378
Email: kontakt@saeure-basen-therapie.de

DR. BACHMANN NATURHEILVERFAHREN®

Naturheilverfahren – nach Dr. Bachmann im Überblick

- Säure-Basen-Balance
- Migräne und Kopfschmerzen
- Schmerztherapien (Arthrose, Rheuma, Wirbelsäulenleiden)
- Magen- und Darmerkrankungen
- Hauterkrankungen (Neurodermitis, Ekzeme, Akne u.a.)
- Asthma und chronische Bronchitis
- Stoffwechselerkrankungen (Diabetes, Harnsäureleiden, Gicht)
- Venenleiden
- Müdigkeit
- Herz- und Kreislauferkrankungen u.a.

Internet-Informationen zum Thema Naturheilverfahren

www.saeure-basen-therapie.de
www.allergie-naturheilverfahren.de
www.darm-gesund.de
www.drbachmann.de
www.f-x-mayr.net
www.f-x-mayrkur.de
www.geriatrie-naturheilverfahren.de
www.juckreiz-naturheilverfahren.de
www.klinik-naturheilverfahren.de
www.migraenefrei.de
www.muedigkeit-naturheilverfahren.de
www.neurodermitis-naturheilverfahren.de
www.rheuma-naturheilverfahren.de
www.schmerz-naturheilverfahren.de

Tagesklinik für Naturheilverfahren
Römerstr. 21, 86842 Türkheim
Tel.: 00 49 (0) 82 45/90 33 77
Fax: 00 49 (0) 8245 / 903378